局部解剖学实训教程

主　编　冯改丰

副主编　李月英　胡　明　徐　浩

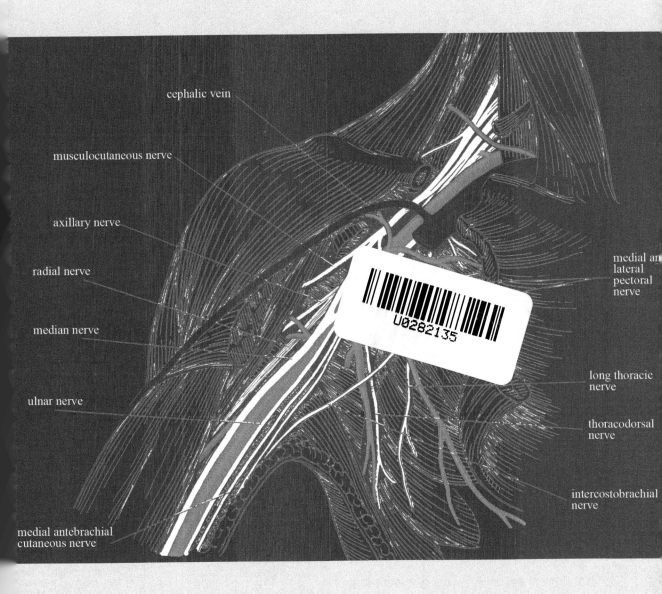

西安交通大学出版社
XI'AN JIAOTONG UNIVERSITY PRESS

图书在版编目(CIP)数据

局部解剖学实训教程 / 冯改丰主编. — 西安 :西
安交通大学出版社,2021.8(2023.8重印)
 ISBN 978—7—5605—9034—9

 Ⅰ. ①局… Ⅱ. ①冯… Ⅲ. ①局部解剖学—医学院校
—教材 Ⅳ. ①R323

中国版本图书馆 CIP 数据核字(2020)第 224019 号

书　　名	局部解剖学实训教程
主　　编	冯改丰
责任编辑	张沛烨
责任校对	邓　瑞
装帧设计	任加盟

出版发行	西安交通大学出版社
	(西安市兴庆南路 1 号　邮政编码 710048)
网　　址	http://www.xjtupress.com
电　　话	(029)82668357　82667874(市场营销中心)
	(029)82668315(总编办)
传　　真	(029)82668280
印　　刷	西安日报社印务中心

开　　本	787mm×1092mm　1/16　**印张** 13.25　**字数** 263 千字
版次印次	2021 年 8 月第 1 版　2023 年 8 月第 2 次印刷
书　　号	ISBN 978—7—5605—9034—9
定　　价	37.00 元

如发现印装质量问题,请与本社市场营销中心联系。
订购热线:(029)82665248　(029)82667874
投稿热线:(029)82668805

局部解剖学实训教程

主　编　冯改丰

副主编　李月英　胡　明　徐　浩

编　者　（按姓氏拼音为序）

冯改丰（西安交通大学）

胡　明（西安交通大学）

李月英（西安交通大学）

苏军龙（西安医学院）

徐　浩（西安医学院）

许杰华（西安交通大学）

杨　杰（西安交通大学）

张军峰（西安医学院）

前　言

　　局部解剖学是重要的医学基础课程。尸体解剖是获得局部解剖学知识不可或缺的途径。如何做好尸体解剖,充分利用特殊而宝贵的尸体资源是局部解剖学实验教学的关键。

　　本教材根据学科特点,结合培养目标,分为绪论、下肢解剖、上肢解剖、头部解剖、颈部解剖、胸部解剖、腹部解剖、盆部与会阴解剖、脊柱区解剖九部分。绪论部分介绍常用器械的用途及其使用方法,人体结构的基本概念及解剖操作技术。从下肢解剖开始,每个部分有详细的操作步骤、解剖关键部位或重要结构时的注意事项;对重要结构或专业名词进行了重点标记,在操作步骤之后,是该区域重要的理论知识,方便学生在操作的过程中查看以及课前、课后的学习。在相关的理论知识后附有临床联系,既提高学生学习局部解剖学的兴趣,又促进基础与临床的融合。

　　本教材主要供临床医学专业(五年制)、临床医学专业("5+3"一体化)等本科生使用,也可供外科学和生物学专业研究生使用。

　　由于编者水平有限,该教材的编排和内容不可避免地存在不足之处,期望各位老师和同学在使用过程中予以指出,便于我们更正。

冯改丰

2020 年 10 月

目　录

第一章

绪 论

　　局部解剖学研究人体各局部的境界、分区、层次,以及所含器官和结构的位置、毗邻、血供、神经等。尸体解剖是学习局部解剖学的重要环节。经过尸体解剖,学生不仅能更深入地理解和掌握所学到的理论知识,而且能加强基本操作技能。由于变异的存在,通过解剖,也有助于培养学生探索和发现问题的能力。如何做好尸体解剖,充分利用特殊而宝贵的尸体资源是局部解剖学实验教学的关键。此外,局部解剖学是介于基础和临床之间的桥梁课程,在学习的过程中如果能联系相关疾病的病因、临床表现或检查、治疗方法,不仅能强化解剖学知识,也能提高学生学习兴趣,实现"早临床、多临床"的教学目的。

一、解剖常用器械及使用

解剖过程中常用的器械为解剖刀、镊子和剪刀,还有血管钳、皮钳、探针、骨剪、骨凿、锯等,与临床手术中常用的器械基本相同,使用方法也较为相似。

(一)解剖刀

常用的解剖刀由刀柄和可拆卸的刀片两部分组成。在解剖操作中,解剖刀用以切割骨以外的所有软组织。刀尖用来分离血管、神经和筋膜等结构;刀刃用来切皮、切肌肉和切断器官;刀柄用于钝性分离或探查。持刀方法可依切割范围及用力的大小分别采用执笔式和持弓式等。执笔式是用拇指、示指和中指捏持刀柄前部,如执钢笔写字状,用于修剪血管、神经等精细操作。执弓式是将刀柄捏于拇指与中、环、小指三指之间,示指指腹压于刀背,用于切开皮肤。

(二)解剖镊

解剖镊包括有齿镊和无齿镊两大类,每类又有长短和粗细不同的多种规格。有齿镊用以夹持皮肤、筋膜等坚韧的结构;无齿镊用于夹持血管、神经等细脆组织。一般用左手持镊,将镊子夹于拇指与示指、中指指腹之间,夹持组织;也可用两手同时持镊进行神经、血管的追踪和组织的分离。

(三)解剖剪

解剖剪用来剪断组织,或利用剪刀张开的力量分离血管神经束等。正确的持剪方法为:拇指和环指分别伸入解剖剪的一个环内,中指放在环指所在的剪刀柄上,示指压在轴节处起稳定作用。

(四)血管钳

在解剖过程中主要用于钳夹皮肤,协助翻皮,也可用于钳夹肌腱、韧带等韧性结构。其握持方法同解剖剪。

二、人体结构的基本概念及解剖操作技术

(一)皮肤

人体各部的皮肤厚薄不一。一般来说,腹侧的皮肤薄,背侧面的皮肤较厚,但在手掌和足底则相反。切皮前先用刀尖背面轻轻划出切口线,再用手压在刀口两边,使皮肤紧张平展。切皮常用持弓式持刀法,借压在刀背的示指控制力度。切开皮肤后,用有齿镊夹起皮肤切口相交处的皮角,沿真皮与皮下组织结合处用解剖刀切割,直至指定的附着处。人体全身切口意示图见图1-1、图1-2。

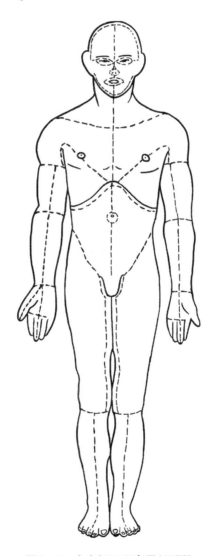

图1-1 全身切口示意图(正面)

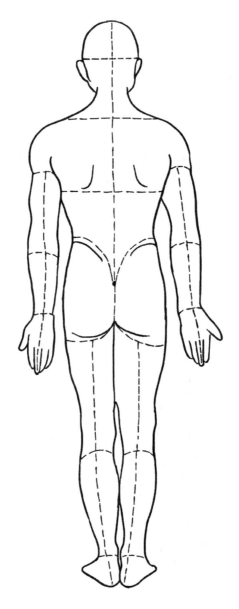

图1-2 全身切口示意图(背面)

(二)浅筋膜

浅筋膜也叫皮下组织,遍布全身,其厚薄、脂肪含量因人、因部位而异。浅筋膜里有浅动脉、浅静脉和皮神经,以及浅淋巴管和浅淋巴结。解剖时,首先要解剖分离皮神经、血管和浅淋巴结,然后再剔掉浅筋膜。解剖血管神经,要依据其行程,用刀锋沿着血管神经经行的方向解剖,不可与其经行方向做垂直切,以免损伤组织。

（三）深筋膜

深筋膜也称固有筋膜，由致密结缔组织构成，位于浅筋膜的深面，包被肌肉及其血管、神经，可分为多层，并形成肌间隔、鞘等结构。在操作过程中，一般用刀做锐性剥离，注意其厚薄及与肌肉的关系，必要时要适当保留部分深筋膜。

（四）肌肉

解剖肌肉主要解剖骨骼肌，其肌束的粗细和排列方向，随肌肉的形态而有所不同。解剖肌肉时，应先辨认每块肌肉的边界，并尽量使用钝器如用刀柄、血管钳或手指分离，然后循肌束的方向，清除其表面的筋膜，并观察和适当保留供应肌肉的血管和神经。显露和清洁深层肌肉及血管神经等结构时，可参照操作指导，按要求切断某些浅层肌肉，不可随意乱切肌肉。

（五）血管和神经

根据结构特征区分血管和神经。动脉呈圆形管状，壁较厚有弹性，管内空虚，不含血块。静脉壁较薄，常呈塌陷状态，腔内往往含有凝固的血液，静脉属支多，吻合多。浅静脉常单独行走，深静脉多与动脉伴行，并被结缔组织包被共同形成血管神经束。在解剖时，注意深部的血管神经均位于肌肉与肌肉之间，肌群与肌群之间，或在脏器周围结缔组织内，特别是脏器的"门"处，在这些部位不可盲目剖割，以免破坏结构关系或损伤血管神经。追踪神经可用无齿镊轻轻撕去包在其周围的结缔组织；追踪血管可用刀刃平行修洁，切勿撕拉；也可用剪刀做钝性分离。

（六）淋巴管和淋巴结

淋巴管细小，管壁薄，极脆弱易断，只有在淋巴结附近的比较容易解剖出来。淋巴结有浅、深群之分，呈扁椭圆形、灰红色，并有相当硬度，大小变化较大。

（七）体腔

人体有胸膜腔、腹膜腔等，为了学习其形态、境界、毗邻等，需要用手伸入腔内，按一定的顺序探查触摸腔的各个部分。

（八）脏器

脏器位于体腔内，形态、结构各异。宜先观察原位暴露脏器形态、位置、毗邻，然后解剖暴露其血管和神经，必要时按要求切断血管、神经和功能管道，取下脏器，进行解剖观察。

三、解剖操作注意事项

(一)严肃认真,尊重尸体

尸体是医学生学习解剖学特殊而珍贵的资源,是医学生的"大体老师""无言良师"。在学习过程中,要遵循人道主义精神和医学伦理,尊重和爱护尸体。每学期解剖尸体前,全体同学应在遗体前默哀 1 分钟;解剖课程结束时,复位好已解剖尸体,包裹好塑料布,默哀 1 分钟。

(二)课前预习,课中、课后总结

解剖操作是医学生必须掌握的基本技术之一。每次解剖前均应预习,了解要解剖的部位、要解剖和观察的结构,这样才能有条不紊地进行工作,有的放矢,收到事半功倍的学习效果;解剖一个部位后,采用绘图和书写操作报告等方法,进行归纳、总结和复习。努力提高阅读、看图、观察、分析能力,并注意常常出现的解剖变异,锻炼绘图、书写实验报告和操作的基本技能。

(三)分工合作,培养协作精神

解剖操作前,各班学生分为数个固定小组。每次解剖时,各小组要有明确的分工,有解剖者(主刀者)、助手、阅读教材和操作指导者等。解剖中遇到困难时,要小组讨论解决,做到既有分工、独立思考、主动学习,又有相互配合、互相切磋的工作方法和良好学习气氛。小组的分工要轮流分配。

(四)规范操作,保持整洁

解剖时要按照要求规范操作,不得任意切割。保持实习室及解剖台整洁,解剖器械应整齐地放在尸体台的一定部位,随时清除解剖剔除的组织碎片。操作结束后,必须把解剖下来的组织碎片收拾干净;清点解剖器械并清洗、擦拭干净,切勿遗留在尸体内或丢入污物桶内;按要求包裹放置尸体。离开实验室时确保水、电、门窗关闭。

第二章

下肢解剖

　　下肢有支持体重、直立身体、行走和运动等功能。下肢的结构以稳固性为主,骨骼粗壮,骨连接的结构复杂,关节面宽大,辅助结构多而坚韧,肌强大有力。下肢分为臀、股、膝、小腿、踝和足部。

第一节　下肢前面的解剖

一、实验步骤与方法

(一)尸体放置

尸体仰卧位放置,下肢稍外展外旋。

(二)确认体表标志

在尸体上触摸确认以下体表标志。

髂嵴:位于腰部和臀部的交界处,髂嵴向外的隆起为髂结节。

髂前上棘:髂嵴前端的突起。

耻骨结节:腹股沟内侧端的骨突。

股骨大转子:在大腿外上方。

髌骨及髌韧带:髌骨位于膝关节前面的皮下,由髌尖下行的韧性结构为髌韧带。

股骨内、外侧髁和胫骨内、外侧髁:股骨内、外侧髁位于大腿下端、髌骨的两侧,其上有内、外上髁,内上髁上方有收肌结节。胫骨内、外侧髁分别位于髌骨的后内、外下方。

胫骨粗隆:位于髌骨下缘四横指处,沿胫骨粗隆下行的骨嵴即为胫骨前缘。

腓骨头:位于小腿上端外侧。

内踝和外踝:踝关节内、外侧的骨突,外踝位置偏低。

(三)切口和翻皮

按下述方法做切口,翻起皮片。

①由髂前上棘沿腹股沟至耻骨结节处做斜切口。

②由耻骨结节绕过阴囊(或大阴唇)至股内侧做弧形切口。

③由股内侧上端垂直向下经股骨内侧髁后至内踝后下方做纵切口。

④由膝关节内侧经胫骨粗隆至外侧做横切口。

⑤由内踝后下方经踝关节前方至外踝后下做横切口。

⑥于各趾根处做横切口。

⑦于足背中央做纵切口。

⑧将下肢前面各部的皮片翻向外侧，足背皮肤向两侧翻起至足内、外侧缘处。

做切口，尤其是横切口和斜切口时，需注意刀口要浅，以免伤及深面结构。由于部分尸体皮肤干硬，更需注意足部切口。翻起的皮片要薄，尽可能将浅筋膜留下，以保证浅层结构的完整。

（四）解剖浅层结构

1. 大隐静脉及其属支

在内踝前方，纵行切开浅筋膜，找出大隐静脉并追踪游离。向下至足背静脉弓的内侧，向上经膝关节内后方至耻骨结节外下方的隐静脉裂孔处；也可在耻骨结节外下方纵行切开浅筋膜，解剖出大隐静脉根部，向下追踪、游离并修洁。

在小腿内侧注意观察并保护伴行的隐神经。在隐静脉裂孔处，注意观察并解剖出大隐静脉的属支，如股内侧浅静脉、股外侧浅静脉、旋髂浅静脉、腹壁浅静脉及阴部外静脉。

在解剖旋髂浅静脉、腹壁浅静脉和阴部外静脉时，注意观察其旁边伴行的同名动脉（穿过覆盖隐静脉裂孔的筛筋膜，连接于股动脉）。

在大隐静脉根部纵行切开其前壁，观察静脉内壁处的静脉瓣（研究生操作）。

2. 小隐静脉

在足背静脉弓的外侧找出并游离小隐静脉，注意其伴行的足背外侧皮神经，向上追踪至外踝后下方。

3. 腹股沟浅淋巴结群

在大隐静脉根部周围，用指腹轻轻按压触摸浅筋膜内如绿豆至黄豆般大小的腹股沟浅淋巴结（或在清理大隐静脉根部和属支时，可见到）。选取最大的淋巴结，剔除其表面的浅筋膜，用镊子从侧方提起，再用刀尖背仔细清理周围，即可发现连于淋巴结的淋巴管。淋巴结观察后可除去。

4. 皮神经

（1）股前内侧区　依次解剖出下述神经并向末端游离。a. 在髂前上棘下方 6~10 cm 处，用刀尖纵行切开浅筋膜，暴露股外侧皮神经；b. 在股前部暴露出股神经前皮支（股中间和股内侧皮神经，其中股内侧皮神经在解剖清理大隐静脉时即可见到）；c. 在股内侧部中段稍向下内侧暴露出闭孔神经的皮支。

（2）小腿内侧　沿已解剖出的大隐静脉找出隐神经，向上追踪至浅出深筋膜处（在胫骨内侧髁后方，观察是否可见隐神经髌下支），向下至足内侧缘。在小腿中下 1/3 交界处，外踝的前上方，纵行切开浅筋膜，解剖出腓浅神经，向下游离至足背分为足背内侧及足背中间皮神经。

（3）外踝后方　沿已解剖出的小隐静脉寻找出足背外侧皮神经并游离；在第一、二趾蹼处找出穿出深筋膜的腓深神经皮支。

5. 其他

保留浅静脉主干及主要属支和皮神经，去除浅筋膜。

（五）解剖深层结构

1. 观察深筋膜

股部前面的深筋膜，内侧较外侧薄弱。提起大隐静脉末端，剔除隐静脉裂孔处的筛筋膜（注意保留穿过此处的小血管），显露其外侧缘（镰缘）；在外侧面注意观察阔筋膜增厚形成的髂胫束下行并入膝关节囊；在踝关节前方观察深筋膜增厚形成的伸肌上、下支持带及其附着。

2. 解剖股前、内侧区深层

（1）解剖阔筋膜　a. 用镊子提起卵圆窝外侧缘，在其外侧沿腹股沟韧带稍下方斜行切开阔筋膜至髂前上棘处；于卵圆窝外侧缘下方纵行切开阔筋膜至髌骨上方，再由此处横行切至股骨外侧髁；将阔筋膜翻向外侧。翻起阔筋膜时，刀刃的运动方向需与肌纤维平行，并在肌的边缘处小心剥离。b. 在髂胫束上端，隐约可见阔筋膜张肌（或切开阔筋膜以显露阔筋膜张肌）。c. 在阔筋膜深面，用手指或刀柄探查其形成的肌间隔。d. 沿髂胫束前缘切除翻开的阔筋膜。

（2）解剖股前群肌　钝性分离位于股四头肌浅部的股直肌，从中份切断并翻向两端，辨认位于其深面的股中间肌及两侧的股内、外侧肌。注意勿损伤位于股直肌上端深面的旋股外侧血管。清理缝匠肌边缘并钝性分离（注意从其深面进入的血管神经），可在其中段肌门的下方横断之，并翻向两侧。

（3）解剖内收肌群　清理并修洁耻骨肌、长收肌和股薄肌，充分游离长收肌并在起点处切断向下翻起，深面即为短收肌和大收肌。在短收肌的前、后分别有闭孔神经的前、后支及其伴行的闭孔血管，从上端切断短收肌并翻向下方，即可找到后面的血管神经。在大收肌的止点处，观察止于收肌结节的部分肌腱与股骨之间形成的收肌腱裂孔，为收肌管至腘窝的通道。

（4）清理股三角及其内容　a. 将切断的缝匠肌和长收肌恢复原位，辨认股三角的边界，显露并修洁股鞘。b.在髂腰肌表面解剖出股神经及其分支(肌支及前皮支),向下追踪其终末支,即隐神经。c.在腹股沟韧带中点的稍下方,纵行切开股鞘,解剖出股动脉及股静脉;在韧带下方3~4 cm处,于动脉后壁或外侧寻找发出的股深动脉及其分支。旋股外侧动脉自股深动脉外侧发出,于股直肌深面分为升支、横支和降支;旋股内侧动脉自股深动脉(或者直接起始于股动脉)内侧发出,从髂腰肌和耻骨肌之间行向深部;观察股深动脉本干向下进入深部,在内收肌和股内侧肌之间发出数支穿动脉紧贴股骨干穿至股后部。d.清除股静脉内侧和股鞘内侧壁之间的结缔组织和腹股沟深淋巴结(股管内),同时修出并用小拇指尖探查股管上口(股环)的界线。

(5)解剖收肌管 将切断的缝匠肌翻向两端,寻认位于股内侧肌和长收肌之间的腱性结构,即大收肌腱板,找出自腱板下部穿出的隐神经和膝降动脉,并向下追踪。纵切腱板,显露深面的内容,由浅入深依次解剖修洁隐神经、股动脉和股静脉。

3. 解剖小腿前、外侧区和足背深层

①尽量剥去小腿前外侧(主要是下部)和足背的深筋膜,但需保留浅层结构和伸肌支持带。

②在小腿下段胫骨前缘的外侧,由内向外依次解剖出胫骨前肌、踇长伸肌和趾长伸肌,从下向上清理并游离各肌(不要强行分离各肌腹)。在胫骨前肌外侧深面解剖出胫前血管及其伴行的腓深神经,试寻找其分支。

③在小腿下段外侧,修洁并分离浅层的腓骨长肌,观察位于其深面的腓骨短肌(需小心前面解剖出的腓浅神经)。在外踝处观察腓骨肌支持带的附着处并纵行切断它,追踪上述二肌腱经外踝后方至足的外侧缘。

④在踝关节前方,观察伸肌上、下支持带附着部位后,纵行切断,沿已解剖出的各肌腱追踪至其止点;沿已解剖出的胫前动脉向下追踪并修洁足背动脉,并试解剖其主要分支:弓形动脉(于趾短伸肌深面弓形向外,并分支至各趾背)和足底深支(穿第1跖骨间隙至足底);追踪腓深神经及其分支。

⑤观察踇短伸肌和趾短伸肌的起止。

二、局部解剖知识与临床联系

(一)骨性标志

髂嵴:髂骨的上缘,位于腰部和臀部的交界处,两侧髂嵴最高点的连线平第4腰椎棘突。髂结节为髂嵴向外的隆起,两侧连线平面通过第4腰椎椎体。

髂前上棘：髂嵴前端的突起，为腹股沟韧带外端的附着点和测量下肢的起点，与骶骨岬、第2骶椎棘突在同一平面。

耻骨结节：腹股沟内侧端的骨突，为腹股沟韧带内侧端的附着点和确定腹股沟管皮下环的标志。由耻骨结节向内的横行隆起为耻骨嵴。

股骨大转子：在大腿外上方，髂结节下方约10 cm，与耻骨结节在同一水平面。股骨大转子是否移位，是临床诊断髋关节脱位、股骨颈骨折的指征。

髌骨及髌韧带：髌骨位于膝关节前面的皮下，由髌骨尖下行的韧性结构为髌韧带。

股骨内、外侧髁和胫骨内、外侧髁：股骨内、外侧髁位于大腿下端、髌骨的两侧，其上有内、外上髁，内上髁上方有收肌结节，为大收肌附着处。胫骨内、外侧髁分别位于髌骨的后内、外下方。

胫骨粗隆及胫骨前缘：胫骨粗隆位于髌骨下缘四横指处，沿胫骨粗隆下行的骨嵴即为胫骨前缘。

腓骨头：位于小腿上端外侧，与胫骨粗隆水平高度一致。

内踝和外踝：内踝和外踝分别是踝关节内、外侧的骨突，外踝位置偏低。

临床联系

人体下肢结构基本对称。当一侧下肢骨折或关节脱位时，对称关系发生变化，结构之间的对比关系也会发生改变，据此可对疾病进行初步诊断，确诊骨折或关节脱位常需要影像学检查结果。

奈拉通线（Nelaton线）：又称髂坐线。侧卧，髋关节屈90°～120°，坐骨结节至髂前上棘的连线为奈拉通线。正常情况下，奈拉通线经过股骨大转子尖；当髋关节脱位或股骨颈骨折时，大转子尖向上移位，在此线之上。

休马克线（Schomaker线）和卡普兰点（Kaplan点）：仰卧，两下肢并拢伸直，两侧髂前上棘处于同一水平面时，自大转子尖至髂前上棘划线，双侧划线的延长线的交点为Kaplan点，正常时交点位于脐或脐以上。髋关节脱位或股骨颈骨折时，此点位于健侧脐下平面。

颈干角：股骨颈和股骨干之间的夹角称颈干角。正常成年人的颈干角为125°～130°。大于130°为髋外翻，小于125°为髋内翻。

膝外翻角：股骨干长轴与胫骨长轴在膝关节处形成向外的夹角（约170°），其补角称为膝外翻角。角度过大或过小则为膝外翻（X形腿）或膝内翻（O形腿）。

(二)浅层结构

1. 皮肤

下肢皮肤薄,尤以足背为著。股内侧区皮肤较细腻,可作为(肌)皮瓣供区。

2. 浅静脉

大隐静脉:位于下肢前内侧,起于足背静脉弓的内侧,经过内踝前方、小腿内侧、膝关节内后方、大腿内侧上行至耻骨结节外下方 3 ~ 4 cm 处,穿筛筋膜经隐静脉裂孔,注入股静脉。其属支有股外侧浅静脉、股内侧浅静脉、旋髂浅静脉、腹壁浅静脉及阴部外静脉。

小隐静脉:位于小腿后面,起于足背静脉弓的外侧,经过外踝后方、小腿后面上行至腘窝,穿经腘筋膜注入腘静脉。

临床联系

大隐静脉:在内踝前方的位置表浅且恒定(内踝前 1 cm),临床上常在此切开以进行静脉输液或输血。大隐静脉的瓣膜多在大隐静脉与深静脉的交通支及其属支开口处的下方,以大腿中、下 1/3 区瓣膜密集。瓣膜的配布规律对大隐静脉作为外周血管和冠状动脉的移植物有参考意义。

静脉曲张:大隐静脉是体内最长的浅静脉,可因静脉瓣关闭不全而使血液倒流,形成静脉膨胀和扭曲,称为静脉曲张。曲张的静脉呈蚯蚓状,位于皮下。因远端静脉淤血,小腿血液循环障碍,可出现局部皮肤色素沉着、皮下硬结、湿疹等,原因多样,如先天性静脉壁薄、静脉瓣结构不良、重体力劳动、长时间站立、长期高腹压等。穿弹力袜或弹力绷带加压包扎可缓解或预防。

小隐静脉曲张主要部位在小腿后部至腘窝处,多与大隐静脉曲张同时存在。

3. 腹股沟浅淋巴结

腹股沟浅淋巴结位于腹股沟区,分为上、下两群。

上群(斜群):沿腹股沟韧带下方排列,收集脐以下腹前壁浅层、臀区、外生殖器和会阴等部位的淋巴管。

下群(纵群):沿大隐静脉末端排列。收集足、小腿内侧及大腿浅层的淋巴管。

4. 皮神经

(1)大腿前、内侧区　a.髂腹股沟神经和生殖股神经为腰丛的分支,其终末支可分布于腹股沟区和外生殖器;b. 股外侧皮神经为腰丛分支,经腹股沟韧带外侧端深面至股部,分布于大腿外侧;c.股神经前皮支来源于股神经,分为股中间皮神经和股内侧皮神经,各有2~3支,分布于大腿前面中间及内侧;d.闭孔神经皮支分布于股内侧中、上部皮肤。

(2)小腿前外侧区及足背　a.隐神经为股神经的终末支,在膝关节以下部分伴大隐静脉行走,分布于小腿内侧及足背内侧缘;b.腓浅神经为腓总神经的终末支,经小腿外侧中、下1/3交点处浅出,分布于小腿外下及足背(足背内侧和足背中间皮神经);c.腓深神经有一终末支分布于足背第一趾蹼间隙及相邻的趾;d.足背外侧皮神经为腓肠神经的末支,分布于足外侧缘。

(三)深筋膜

1.股部深筋膜

股部深筋膜致密而坚韧,称阔筋膜,包绕肌肉及血管神经,并伸入肌之间,附着于骨膜,形成肌间隔及血管神经鞘。

髂胫束:股前外侧部深筋膜丰厚,其连接于髂嵴和胫骨外侧髁之间的部分叫做髂胫束。髂胫束上1/3部分成两层,内有阔筋膜张肌。

隐静脉裂孔:又称卵圆窝,位于腹股沟韧带中、内1/3交点下方约1横指处,卵圆形,为阔筋膜形成的薄弱区。裂孔外缘锐利,呈镰刀状,称为镰缘。大隐静脉及其属支穿过裂孔。其表面的筋膜称筛筋膜。

骨筋膜鞘:阔筋膜发出3个肌间隔,附着于股骨,形成前、内侧、后3个骨筋膜鞘,分别容纳前群、内侧群和后群肌,以及相应的血管、神经等结构。

2.小腿深筋膜

小腿深筋膜发出前、后、外侧肌间隔,形成前、后、外侧骨筋膜鞘。

3.踝部深筋膜

踝部深筋膜在踝关节周围,深筋膜增厚,形成支持带以固定肌腱。在踝关节前方,有伸肌上、下支持带,内侧有屈肌支持带,外侧有腓骨肌支持带。

4.足背深筋膜

足背深筋膜分为两层,两层之间为足背筋膜间隙,容纳趾长伸肌腱及腱鞘、趾短伸肌及腱、足背动脉及其分支和伴行静脉,腓深神经。

临床联系

髂胫束摩擦综合征:经常出现于自行车、长跑和竞走运动员,主要原因为髂胫束与股骨外上髁的过度摩擦,导致韧带或滑囊发生炎症。其主要症状是肿胀和疼痛,典型的症状是活动时膝关节外侧最突出处的局部疼痛,位置明确,休息后缓解。部分运动员因为炎症严重,可以表现为膝外侧广泛的疼痛,甚至会出现于休息时。滑囊炎症严重时,疼痛甚至会放射至大腿及小腿的外侧,并发生弹响。髂胫束伸展运动可以非常有效地防止疼痛复发,自我按摩也有助于缓解髂胫束紧张。

(四)肌、血管及神经

1. 股前内侧区

(1)肌 包括髋肌前群、股前群和股内侧群。

髋肌前群有髂腰肌及阔筋膜张肌;股前群有缝匠肌及股四头肌,包括肌直肌、股中间肌、股内侧肌及股外侧肌;股内侧群的浅层由内向外为股薄肌、长收肌、耻骨肌;深层为短收肌及大收肌。

(2)形成结构

①**肌腔隙和血管腔隙**:为腹部和股前部之间的通道,位于腹股沟韧带和髋骨之间的空隙,被髂耻弓分开。

肌腔隙:位于外侧。前界为腹股沟韧带,内侧界为髂耻弓,后外侧界为髂骨,内有股外侧皮神经、髂腰肌和股神经通过。

血管腔隙:位于内侧。前界为腹股沟韧带,后界为耻骨梳韧带,外侧界为髂耻弓,内侧界为陷窝韧带(又称腔隙韧带),内有髂血管和股血管的移行处及股管的上口通过。

②**股三角**:在腹股沟韧带、股前群肌和股内收肌之间一潜在的三角形凹陷,位于股前内侧上部。上界为腹股沟韧带,外侧界为缝匠肌内侧缘,内侧界为长收肌内侧缘,前壁为阔筋膜,后壁为髂腰肌、耻骨肌和长收肌及其筋膜。由外向内有股神经、股鞘及其内容物。

股神经:起自腰丛,沿髂筋膜深面,紧贴髂腰肌表面穿肌腔隙下行,主干很短,分支有肌支(包括股四头肌、缝匠肌和耻骨肌)、皮支(包括股中间皮神经、股内侧皮神经及其终末支隐神经)、关节支(包括髋关节和膝关节)。

股鞘:为腹横筋膜与髂筋膜向下延续包绕股动脉、股静脉上部等结构的筋膜鞘,呈漏斗形,长 3~4 cm,内有两条纵行的纤维隔将其分为三个部分,外侧部容纳股动脉,中间容纳股静脉,内侧部形成股管。

股动脉：经腹股沟韧带中点深面穿过血管腔隙进入股三角，主要分支为股深动脉及其分支（包括旋股内、外侧动脉和3～4条穿动脉）。

股静脉：位于股动脉的内侧，其属支伴股动脉的分支。

临床联系

股血管穿刺：股动脉的起始部是临床上进行股动脉穿刺采血、下肢动脉造影、主动脉造影和肿瘤化疗进行介入疗法的常用部位。穿刺时，可以从血管搏动最明显处进针。股静脉穿刺常用于进行右心造影，穿刺的进针点位于搏动的内侧。

股管：为漏斗形间隙，是股部通向腹腔的一条盲管，长1～1.5 cm，为股疝的好发部位，女性多见。其上端为股环，下端至隐静脉裂孔处，为盲端。股环的前界是腹股沟韧带，后界是耻骨梳韧带，内侧界是陷窝韧带，外侧界是股静脉内侧的纤维隔。股管的前壁为阔筋膜，后壁为耻骨肌筋膜，外侧壁为股静脉。股管内有1～2个腹股沟深淋巴结及疏松结缔组织。

临床联系

股疝：当腹腔脏器（如肠管）因腹压增高而经股环进入股管，由隐静脉裂孔突出，形成股疝。在股环上方常有腹壁下动脉的闭孔支或变异的闭孔动脉经过腔隙韧带附近，行股疝修补术时，应避免损伤此血管。股环本身狭小，其前、后、内面均为韧带结构，不易延伸，因此股疝易发生嵌顿；股疝疝囊外侧邻近股静脉，术中应注意保护，严防损伤。

（3）**收肌管** 又称为 Hunter 管，股前群肌和股内收肌之间潜在的管道，是位于大腿前内侧中1/3段的一个肌间隙，上通股三角，下经收肌腱裂孔入腘窝。其前壁为收肌腱板和缝匠肌，外侧壁为股内侧肌，后壁为长收肌和大收肌。其内容物由前向后有隐神经、股动脉和股静脉以及周围的淋巴管等。

（4）**股内侧区的血管和神经** 闭孔动脉起于髂内动脉，经闭膜管至股内侧，分为前、后两支，分别行于短收肌的前后方，营养内收肌群、髋关节等。闭孔静脉与动脉伴行，注入髂内静脉。闭孔神经起于腰丛，伴闭孔血管，分为前、后两支，前支支配内收肌群大部分及膝关节；后支支配闭孔外肌和大收肌。

2.**膝关节动脉网(研究生学习)**

膝关节动脉网由股动脉和腘动脉及其分支相互吻合而成。主要动脉有膝降动脉（股动脉分支）、旋股外侧动脉降支、胫前返动脉和腘动脉关节支（膝中动脉、膝内上动脉、膝外上动脉、膝内下动脉、膝外下动脉）。

3. 小腿前外侧区

（1）**前群肌** 自内向外依次有胫骨前肌、踇长伸肌及趾长伸肌；外侧群由浅入深为腓骨长肌、腓骨短肌。

（2）**胫前动脉** 由腘动脉分出，在前骨筋膜鞘内伴腓深神经下行，上段位于胫骨前肌和趾长伸肌之间，下段位于胫骨前肌和踇长伸肌之间，经踝关节前方至足背，移行为足背动脉，主要营养小腿前群肌、胫骨、腓骨，参与膝关节、踝关节动脉网。

（3）**胫前静脉** 2 条，与同名动脉伴行，注入腘静脉。

（4）**腓深神经** 在腓骨颈高度起自腓总神经，穿腓骨长肌及前肌间隔，入前骨筋膜鞘。腓深神经支配小腿前群肌，足背小肌肉。其损伤可致足下垂和不能伸趾。

（5）**腓浅神经** 在腓骨颈高度起自腓总神经，下行于腓骨长、短肌之间，支配此二肌，于小腿外侧中、下 1/3 交点处穿深筋膜至皮下，分布于小腿外侧及足背。其损伤可致足不能内翻。

第二节　下肢后面的解剖

一、实验步骤与方法

(一)尸体放置

尸体俯卧位放置,两下肢平直并分开。

(二)确认体表标志

先在尸体上触摸确认以下体表标志。

髂后上棘:髂嵴后端的突起,平第2骶椎棘突皮肤凹陷处。

坐骨结节:屈髋时可于臀部下方内侧摸到。

尾骨尖:位于骶骨下方,肛门后方。

跟腱及跟结节:在踝关节后方的腱性隆起为跟腱,其下方连接的骨性突起为跟结节。

此外,还应触摸髂嵴、髂结节、股骨大转子、腓骨头、内踝、外踝。

(三)切口和翻皮

沿下述切口切开皮肤。

①从后正中线沿髂嵴向外做弧状切口。

②沿骶骨背面正中线至尾骨尖做纵切口,并绕肛门至股内侧。

③在臀部下方沿臀沟由股内侧上端至股外侧做横切口。

④在腘窝下部平胫骨粗隆做横切口。

⑤在内踝后下方经踝关节后方至外踝外侧做横切口。

⑥在足后方中部做纵切口,绕足跟做横切口。

⑦将各部皮片从内侧(前面已做纵切口)翻向外侧,两侧(足跟)。

注意做切口④时,其外侧切口勿过深,避免伤及腓总神经。勿将皮片从外侧游离掉,以利于对尸体进行包扎。

(四)解剖浅层结构

1.臀部皮神经

在髂嵴附近骶棘肌外缘至臀中肌表面的浅筋膜处,斜行划破浅筋膜,寻找行向外下方的臀上皮神经(一般有3支);在髂后上棘与尾骨连线中份,横切浅筋膜,试寻找臀中皮神经(3支);于臀大肌下缘中点处斜切浅筋膜,寻找从臀大肌深面走出,折返行向外上方的臀下皮神经。其中,臀中皮神经、臀下皮神经不易寻找,不必花费太多时间。

2.股后皮神经

剔除股后部浅筋膜,纵行切开深筋膜,寻找紧贴在深筋膜深面下行的股后皮神经,向上追踪至臀大肌下缘处,向下至腘窝处。

3.小隐静脉及腓肠神经

在小腿后面正中纵切浅筋膜,解剖出小隐静脉及伴行的腓肠神经。将小隐静脉向下追踪至外踝后方,向上追踪至穿腘筋膜注入腘静脉处;将腓肠神经向下追至外踝后,向上追踪其合成神经——腓肠内侧皮神经和腓肠外侧皮神的交通支至浅出深筋膜处。

4.浅筋膜

在保留已解剖出浅层结构的前提下,小心剔除下肢后面的浅筋膜、深筋膜,显露深层结构。注意保留股外侧的髂胫束。

(五)解剖深层结构

1.臀部及股后区

①沿臀大肌的纤维方向剥离表面的筋膜(深筋膜伸入肌束之间,不易修洁),修清其上下缘,并钝性分离其深面结构。沿臀大肌起点处弧形切断该肌,并向外翻起。在切断该肌时,注意勿损伤骶结节韧带。翻起肌时,应注意观察、分离深面连接于该肌上面的臀下血管和神经,勿硬性扯断或直接剪断。

②清理臀下血管和神经,并追踪至梨状肌下孔处。清理梨状肌下孔,找出由此走出的其他血管神经,如坐骨神经、股后皮神经、阴部神经,以及阴部内动、静脉等。观察它们的位置排列关系,并注意观察坐骨神经与梨状肌的关系。切断骶结节韧带,观察阴部神经及阴部内血管穿过坐骨小孔入坐骨直肠窝,闭孔内肌腱止于转子间窝。

③分离梨状肌和臀中肌,在起点处切断臀中肌内侧部纤维,并将其翻起,解剖修洁出从梨状肌上孔走出的,行于臀中、小肌之间的臀上神经及血管的深支(分布于臀中、小肌,浅支

分布于臀大肌）。臀中肌的深面为臀小肌。

④提起坐骨神经并清洁之,清理辨认深层的肌肉（由上至下依次为：上孖肌、闭孔内肌腱、下孖肌、股方肌）,向下追踪坐骨神经至股后部。

⑤修去股后群肌表面的深筋膜,确认股二头肌、半腱肌和半膜肌的起止并将其游离。向外侧牵开股二头肌,向内侧牵拉半腱、半膜肌,找出位于深面的坐骨神经,寻认其至股后群肌的肌支。向下追踪坐骨神经至腘窝上角处,可见坐骨神经在此分为向下直行的胫神经和向外下行的腓总神经。寻找股深动脉的穿支,修洁并观察。

2.腘窝及小腿后区

①仔细清理腘窝内的脂肪组织和腘淋巴结（切勿过度牵拉腘血管,以免损伤关节支）,修洁显露腘窝的边界。在腘窝的外上缘股二头肌腱的内侧找出腓总神经,观察其绕过腓骨颈进入小腿（可沿神经走行切断表面的腓骨长肌,查看其分成腓浅神经和腓深神经）。在腘窝中线上,由浅入深依次清理胫神经、腘静脉和腘动脉,并尽力解剖腘动脉的膝关节支（膝中动脉直接向前穿关节囊,膝外上、外下、内上、内下动脉分别经股二头肌腱、半腱肌和半膜肌腱,腓肠肌内、外侧头深面绕至膝关节前方,参与膝关节动脉网构成）。

②修去小腿三头肌表面的筋膜,钝性分离腓肠肌内、外侧头和比目鱼肌,在神经血管进入腓肠肌内、外侧头的下方切断该肌（以保留进入肌肉的血管神经）,并向下翻起。清理比目鱼肌起点（形成比目鱼肌腱弓）并游离两侧缘及其深面,在近腱弓处切断该肌,连同腓肠肌一起翻向下方。注意深面的胫神经和胫后血管的分支及有无跖肌（位于腓肠肌外侧头深面,起于股骨外上髁,肌腹短小,肌腱细长,止于跟腱的内侧缘）。如有,可与比目鱼肌一起切断翻起。

③提起位于腘肌表面的腘动脉,清理其在腘窝下方分出的胫前动脉和胫后动脉。追踪胫前动脉至穿骨间膜处,追踪胫后动脉与伴行的胫神经至内踝后方,查看腓动脉,追踪清理它们的分支。

④清理辨识深层肌,由内向外依次为趾长屈肌、胫骨后肌及姆长屈肌。

⑤在踝关节内侧观察屈肌支持带的附着并纵行切断,观察解剖穿经踝管的结构,观察有无肌腱位置的顺序变化。

（六）足底的解剖（研究生操作）

1.切皮

①绕足跟做横切口（前已切开,此处省略相关步骤）。

②于足底各趾根处做横切口。

③于足底中线至中趾末端做纵切口。将各皮片翻向两侧,注意足底皮肤较厚,角化明

显,与深层结构粘连紧密,应小心剥除。

2.解剖浅层

足底脂肪特别厚,尤以足跟处最厚,脂肪中有纵横交织的纤维束,不易剥除,故应小心从足跟开始向前,直至出现发光的腱膜(即足底腱膜)。在足底两侧及足底以前部分应小心,以免伤及血管神经。

3.解剖深层

①观察足底深筋膜增厚而形成的足底腱膜,并在跟结节处切断此腱膜,翻向远端。注意腱膜深面有肌纤维附着,故应锐刀剥离。

②观察足底第一层肌肉由内向外为:踇展肌、趾短屈肌和小趾展肌,三者之间形成了足底内、外侧沟。

③清理趾短屈肌,暴露两旁的足底内、外侧沟。将踇展肌及趾短屈肌从起点处切断并翻向止端,解剖出行走于沟内的足底内、外侧动脉和神经及其分支。

④观察趾长屈肌腱与踇长屈肌腱的交叉情况。清理止于趾长屈肌腱的足底方肌(跖方肌)和起于趾长屈肌腱的蚓状肌(第二层)。在跟结节前方切断足底方肌和趾长屈肌腱及踇长屈肌腱并翻向远侧,暴露深面结构。

⑤在足底前半部,由内向外依次观察踇短屈肌,踇收肌及小趾短屈肌,在它们的深面有腓骨长肌腱穿过,试寻其止点。

⑥将踇收肌斜头自起点处剥离并翻向止点,清理、检查足底动脉弓及其分支。

二、局部解剖知识与临床联系

(一)皮肤

下肢后面皮肤厚,特别是臀部与足底,且足底角化明显。

(二)浅筋膜及浅层结构

浅筋膜在臀部及股后区上段较厚。浅筋膜内有皮神经分布。

1.臀区和股后区的皮神经

臀上皮神经:为腰1~3神经后支的外侧支,分布于臀区外上部及股后外上段。

臀中皮神经:为骶1~3神经后支外侧支,分布于臀内侧部。

臀下皮神经:为股后皮神经的分支,分布于臀下部。

股后皮神经:来源于骶丛,分布于股后区及腘窝。

临床联系

　　臀上皮神经卡压症:又称臀上皮神经炎,是臀上皮神经在经过髂嵴行向外下时受到卡压,引起臀部的疼痛,疼痛由髂嵴后部向臀后、外侧部及大腿后部放射,可通过微创手术解除卡压,局部封闭和热敷有一定效果。

　　2.小腿后区的皮神经
　　(1)腓肠内侧皮神经　来源于胫神经,分布于小腿后面内侧。
　　(2)腓肠外侧皮神经　来源于腓总神经,分布于小腿后面外侧,其交通支与腓肠内侧皮神经吻合形成腓肠神经。

　　(三)深层结构

　　1.臀区
　　(1)肌肉　分浅、中、深三层。浅层为臀大肌。中层由上向下依次为臀中肌、梨状肌、上孖肌、闭孔内肌腱、下孖肌、股方肌。深层有臀小肌和闭孔外肌。
　　(2)形成结构
　　梨状肌上孔:由坐骨大切迹和梨状肌上缘围成。通过内容由内向外有臀上神经和臀上动、静脉,分布于臀中肌和臀小肌。
　　梨状肌下孔:由梨状肌下缘、坐骨大切迹和骶棘韧带围成。通过内容由外向内依次为坐骨神经、股后皮神经、臀下神经和臀下动脉、臀下静脉、阴部内动脉、阴部内静脉和阴部神经。
　　坐骨小孔:由坐骨小切迹与骶棘韧带和骶结节韧带构成,由外向内依次有阴部内动、静脉和阴部神经穿过此孔至坐骨直肠窝内。
　　(3)臀区的血管、神经
　　坐骨神经:为全身最粗大的神经,起于骶丛,由梨状肌下孔出盆腔后位于臀大肌深面,于坐骨结节与股骨大转子之间进入股后区。在臀大肌下缘与股二头肌长头外侧缘夹角处,坐骨神经位置表浅,是检查坐骨神经压痛点和封闭治疗的常用部位。
　　臀上神经:分上、下两支,支配臀中肌、臀小肌和阔筋膜张肌。
　　臀上动脉及臀上静脉:臀动脉分为浅、深两支,浅支主要营养臀大肌,深支营养臀中肌、臀小肌和髋关节。臀上静脉与臀上动脉相伴行。
　　臀下动脉:主要营养臀大肌和髋关节,静脉与动脉伴行。
　　阴部内动脉、阴部内静脉和阴部神经:出梨状肌下孔,绕坐骨棘和骶棘韧带经坐骨小孔进入坐骨肛门窝,营养和分布于会阴和外生殖器。

股后皮神经:伴随坐骨神经下行至股后部皮肤,并发出分支至臀下部皮肤。

临床联系

　　梨状肌综合征:梨状肌可固定髋关节,还可使髋关节外旋和外展。在髋关节屈曲时,梨状肌受到牵拉和扭转,若遇到暴力或不协调动作,可损伤梨状肌。由于坐骨神经与梨状肌关系密切,当梨状肌损伤、出血肿胀时,常压迫坐骨神经引起腰腿疼痛,为梨状肌综合征。

　　臀部肌内注射:臀部肌内注射是常用的治疗给药途径。臀肌注射时,选取臀部外上象限,此区深面无大血管和神经走行。

　　(4)髋周围动脉网(研究生学习)　髋关节周围动脉网主要由髂内、外动脉和股动脉的分支相互吻合而成。其骨盆外部分主要为"臀部十字吻合",位于臀大肌深面。参与十字吻合的动脉,两侧为旋股内、外侧动脉,上部为臀上、下动脉,下部为第一穿动脉。

　　2. 股、膝及小腿后区

　　(1)肌　股后群肌由外向内依次为股二头肌、半膜肌和半腱肌,其中半膜肌位于深层。小腿后群肌分浅、深两层。浅层为小腿三头肌(腓肠肌和比目鱼肌);深层由内向外依次为趾长屈肌、胫骨后肌、踇长屈肌。

　　(2)腘窝　位于膝关节后方,呈菱形。其上外侧界为股二头肌;上内侧界为半腱肌和半膜肌;下外侧界为腓肠肌外侧头;下内侧界为腓肠肌内侧头。底由上向下为股骨腘平面,膝关节囊、腘斜韧带和腘肌;顶为腘筋膜。腘窝的神经、血管等结构由浅入深是胫神经和腓总神经、腘静脉、腘动脉。此外还有腘淋巴结和脂肪组织。

　　①胫神经:在腘窝中央下行,在腘肌下缘穿比目鱼肌腱弓入小腿后群浅、深两层肌之间。分支有皮支(腓肠内侧皮神经)、肌支(小腿后群肌肉)和关节支(膝关节)。

　　②腓总神经:位于腘窝外侧缘,沿股二头肌腱内侧下行至腓骨颈处分为腓浅和腓深神经。另一分支为腓肠外侧皮神经。

　　③腘静脉:位于腘动脉与胫神经之间。

　　④腘动脉:位置最深,紧贴膝关节下行至腘肌下缘,分为胫前动脉(穿小腿骨间膜至小腿前面)和胫后动脉(伴胫神经下行,其分支为腓动脉及肌支)。此外,腘动脉还有肌支营养邻近肌肉和关节支(膝外上动脉、膝外下动脉、膝内上动脉、膝内下动脉、膝中动脉)参与膝关节动脉网的形成。

⑤腘淋巴结:沿腘血管排列,收集足部和小腿的淋巴回流。

(3)坐骨神经　在股后区,坐骨神经行于大收肌和股二头肌长头之间,下行至腘窝上角,分为胫神经和腓总神经。在股后部,从坐骨神经的内侧发出肌支,支配股二头肌长头、半腱肌、半膜肌和大收肌。腓总神经发出肌支支配股二头肌短头。有时,坐骨神经有较粗的坐骨动脉伴行,做股部截肢时,应先结扎此动脉。

(4)胫神经　在小腿后区行于浅、深层肌之间,经内踝后方(踝管)进入足底。肌支支配小腿后肌群,皮支为腓肠内侧皮神经,伴随小隐静脉分布于小腿后面的皮肤。

(5)胫后动脉　为腘动脉的延续,在小腿后区浅深肌之间下行,分支营养小腿后肌群。主干经内踝后方进入足底。主要分支有腓动脉,在胫后动脉起始处发出。胫后动脉有 2 条同名静脉伴行。

3.踝管

踝管位于踝关节内侧,为小腿与足底之间的通道,由屈肌支持带(分裂韧带)与跟骨和内踝构成。其内容自前向后有胫骨后肌腱及其腱鞘,趾长屈肌腱及其腱鞘,胫后动、静脉及胫神经,拇长屈肌腱及其腱鞘。

4.足底(研究生学习)

足底的深筋膜很厚,分三束。其中,内、外侧束薄,中间束最厚,称足底腱膜(跖腱膜),其深面有肌纤维附着。腱膜远端分裂成束,分别止于各趾,两侧分别形成内、外侧肌间隔。

肌可分为四层:第一层由内向外为拇展肌、趾短屈肌和小趾展肌;第二层为胫骨后肌腱及其腱鞘、趾长屈肌腱及其腱鞘和拇长屈肌腱及其腱鞘;第三层为足底方肌和蚓状肌;第四层由内向外为拇短屈肌、拇收肌和小趾短屈肌。

浅层的三块肌之间有两个潜在间隙,分别为足底内、外侧沟,内有足底内、外侧血管、神经走行。足底外侧动脉与足背动脉的足底深支在拇收肌深面吻合形成足底动脉弓,并分支到达足趾。

第三节　下肢关节的解剖（研究生操作）

下肢关节的解剖一般要求在已解剖的尸体上进行,如有需要,可将整个下肢与尸体分离。

(一)髋关节的解剖

1.剔除关节周围的肌及血管、神经(若为游离下肢,盆腔脏器也一并去除)

①自耻骨上支剥离内收肌,沿闭孔上缘寻找并观察进入髋关节的闭孔神经前支的分支和闭孔动脉的分支经髋臼切迹进入髋关节的情况。

②从髂嵴和髂前上棘剥离缝匠肌、阔筋膜张肌的起点,暴露股直肌在髂前下棘及髋臼上缘的起点,然后一并剥除。

③追踪观察髂腰肌的止点,于腹股沟韧带的深面将该肌切断并翻向止点,观察位于其深面与髂耻隆起、髋关节囊之间的滑液囊-髂耻囊,此囊常与髋关节腔相通。然后将髂腰肌自止点剥去,同时剔除髋关节前方的神经、血管。

④剥离股二头肌、半腱肌、半膜肌和大收肌起点,从闭孔膜剥离闭孔外肌的起点,向外侧翻起。

⑤依次剥离臀大肌、臀中肌和臀小肌的起点,翻向止点。在臀大肌腱膜与大转子之间寻认臀大肌转子囊,然后剥去臀大肌。由坐骨结节剥离股方肌的起点,然后在大转子及转子窝处剥离附着于此处的肌,剔除各肌和供应它们的神经、血管。

2.修洁、观察关节的结构

①修洁髋关节囊前方的髂股韧带,观察其"∧"形分部及与关节囊的关系,然后修洁位于关节囊上方的耻骨囊韧带和位于关节囊后面的坐骨囊韧带。观察髋关节囊的后内下方无韧带加强而薄弱的情况。

②进一步沿纤维方向修洁关节囊的纵行纤维层,观察关节囊的附着部位,尤其注意关节囊在股骨颈的附着部位及其与股骨颈骨折的关系。

③修洁骶结节韧带、骶棘韧带,清理坐骨大孔和坐骨小孔。

3.打开髋关节

在近髋臼切迹处(必须在轮匝带内侧)环形切开关节囊,并于囊前部沿股骨颈方向切开股骨侧的关节囊,将股骨头由髋臼中脱出,而后观察髋臼唇的附着和加深关节窝的情况。观察髋臼横韧带及股骨头韧带的附着点。翻开股骨侧的关节囊,查看并扪认关节囊环行纤维层形成的轮匝带,体会其限制股骨头脱出的作用。从关节腔方面观察关节囊在股骨颈前、股骨颈后部附着的不同。

4. 活动关节

对关节标本做各种运动,观察影响髋关节灵活性和稳固性的各种因素。

(二)膝关节的解剖

1. 剔除关节周围的肌和血管、神经

①在关节内下方,观察由缝匠肌、股薄肌及半腱肌肌腱形成的鹅足及其深面的鹅足囊;在半膜肌止点深面寻找半膜肌囊;在股二头肌止点深面寻找股二头肌下囊;在腓肠肌内、外侧头的起点与膝关节囊之间寻找腓肠肌内、外侧囊。沿股四头肌腱两侧切开,在肌腱后方与髌底上方之间寻找膝部最大的滑液囊——髌上囊,该囊与关节腔相通,向上可伸达髌上方7～8 cm,故做髌前部切口时应防止进入关节腔。

②沿股直肌腱内、外侧2～3 cm处,从上端分别斜向切去股内侧肌、股外侧肌,从附着点处去除膝关节周围的缝匠肌、股薄肌、半腱肌、腓肠肌及其血管、神经,在离半膜肌止点1 cm处切去该肌。于腘肌囊下缘切断腘肌并向起点翻起,检查腘肌与关节囊之间的腘肌囊。

③复查已经解剖的膝部结构,寻认膝关节的动脉和神经。在腘窝处去除腘静脉,寻找腘动脉的关节支(膝中动脉),观察它穿膝关节囊进入关节内的情况。沿胫神经和腓总神经在腘窝的行程,寻认它们发出的关节支至膝关节。

2. 顺纤维方向修洁膝关节周围的韧带

①在关节前方修洁髌韧带,然后于髌骨两侧斜向胫骨内侧髁、胫骨外侧髁修洁髌内、外侧支持带。

②在关节外侧,修洁腓侧副韧带,清除韧带与关节囊间的疏松组织和脂肪,即可见该韧带为一独立的圆索状结构。在关节内侧,股骨内上髁与胫骨内上髁上端内侧面间修洁呈扁束状的胫侧副韧带,部分与关节囊合并,故不必分离。

③在关节囊后部,观察从半腱肌腱至股骨外侧髁间由部分腱纤维扩展而成的腘斜韧带,该韧带与关节囊结合,不必分离。其他部分即关节囊,按其纤维方向清理。

3. 切开关节

①将股四头肌继续向下翻起达髌尖高度,有必要时关节囊两侧可纵切。使膝关节屈曲,即可见伸展于髌下方两侧的翼状襞,两翼向中间会拢,形成一细长的(各人差异甚大)滑膜带,并向后伸达髁间窝,此即髌下滑膜襞。

②切断髌下滑膜襞,清除周围组织,观察髌韧带下部与胫骨上端之间的髌下深囊。将髌韧带翻向止点,在保留髌韧带及胫侧、腓侧副韧带的前提下,切除关节囊。在此过程中观察半月板周缘附着于关节囊的情况,注意内侧半月板与胫侧副韧带愈合的情况。观察腘肌腱起于股骨外侧髁及其与关节囊纤维层及外侧半月板外缘愈着的情况。

③修洁半月板周边的结缔组织及连于内、外半月板前缘间的结缔组织索(膝横韧带),剥除前、后交叉韧带表面的滑膜层,清除其周围的结缔组织,观察内、外侧半月板的形态、附着;观察前、后交叉韧带的位置和附着。如有必要,可横断胫、腓侧副韧带,更清楚地观察半月板。

4.观察

对关节标本做各种运动,注意观察运动中半月板的移动。

(三)踝关节及跗骨间关节的解剖

1.剔除

剔除由小腿至足部的全部肌腱、血管、神经以及足背和足底肌(在止点处保留一小段腓骨长、短肌腱)。

2.修洁

清除足部的结缔组织,沿纤维方向修洁内侧韧带(三角韧带)、外侧韧带(距腓前韧带、跟腓韧带、距腓后韧带)、跟舟足底韧带、跟骰韧带及足底长韧带,寻认位于跗骨窦内的距跟骨间韧带及跗横关节线内分歧韧带(位于足背侧跟骨与舟骨及跟骨与骰骨之间)。进一步体会足弓的组成和意义。

3.切开

在踝关节前方横行切断关节囊,观察胫骨下端、腓骨下端及距骨滑车上的关节面及关节面前宽后窄的特点。

在做好的切面标本上观察踝关节、距跟舟关节、跟骰关节等的构成,观察呈不同形状的跗横关节线和跗跖关节线。

4.观察

观察踝关节的运动。

第三章

上肢解剖

上肢与颈、胸和背部相连。与下肢相比,上肢骨骼轻巧,关节囊薄而松弛,韧带相对薄弱,肌形小但数目多。这些结构特点为上肢成为人类灵活的劳动器官提供了形态学基础。上肢可分为肩、臂、肘、前臂、腕和手六部分。因部分肩带肌位于胸、背部浅层,故胸前壁浅层和背部浅层一并在上肢进行解剖,但具体内容分别在胸部和脊柱区学习。

第一节 胸前壁和上肢前面的解剖

一、实验步骤与方法

(一)尸体放置

尸体仰卧位放置,上肢外展。

(二)确认体表标志

在尸体上触摸确认以下体表标志。

颈静脉切迹:胸骨上缘的凹陷。

胸骨角:胸骨柄和胸骨体的连接处向前凸起的横嵴。

剑突及肋弓:剑突是胸骨下部不规则的突起。沿剑突向两侧可摸到弧形的肋弓。

锁骨:全长在皮下可摸到。其中,锁骨外侧 1/3 交界处下方的凹陷称为锁骨下窝,此处可触摸到喙突。

乳头:男性乳头平对第 4 肋间隙,女性乳头位置可因乳房的形状不同而变动。

肩峰:位于肩关节上方,是肩部最明显的骨突。肩峰外下方的骨突为肱骨大结节。

腋前襞和腋后襞:腋窝前壁和后壁下缘的皮肤皱襞。

肱骨内、外上髁:肘部内、外侧最突出的骨突。

桡骨茎突和尺骨茎突:二者分别为腕部两侧的骨性突起,桡骨茎突较尺骨茎突低 1 cm 且稍偏前方。

(三)胸前外侧区和腋窝的解剖

1. 切口和翻皮

做下列皮肤切口。

①自胸骨柄上缘中点,沿前正中线向下切至剑突下端。

②自胸骨柄上缘中点,沿锁骨上缘向外切至肩峰;经肩峰沿臂外侧切至三角肌止点水平。

③自剑突下端,沿肋弓向外切至胸廓侧面腋中线。

④自剑突向外上绕过乳头(男性绕乳晕)以环形切口斜切至腋前襞上部。

⑤在三角肌止点水平处横切臂部皮肤。将皮片自胸前正中线翻向外侧及腋窝下方,需注意此处浅筋膜较薄。

2.解剖浅层结构

①自胸骨外侧缘约 1 cm 处寻找穿出肋间隙的肋间神经前皮支及与之伴行的胸廓内动、静脉的穿支,行向外侧。在腋前线附近寻找穿出的肋间后动、静脉皮支及肋间神经外侧皮支,其中第 2 肋间神经外侧皮支较粗大,可分布腋窝底及臂内侧。以上找出 2~3 对即可,观察肋间血管、神经的节段性分布。在锁骨下方的内侧、中间和外侧,于颈阔肌起始部的深面,找出越过锁骨表面向下的锁骨上神经末支,其外侧支可达肩背部。在肩部三角肌与胸大肌之间的沟内解剖出头静脉,追踪至穿深筋膜处。保留已解剖出的结构,自内向外修洁胸大肌表面和其余部位的浅筋膜和深筋膜。对于女性尸体,将乳房连同浅筋膜一起剥下(保留,待后期解剖)。

②沿胸大肌的起点,在锁骨下方 0.5 cm、胸骨外侧约 2 cm 及第 5~7 肋表面切断胸大肌,并向外翻起至止点。注意在胸大肌深面经胸小肌上缘处或胸小肌纤维间穿出的胸内、外神经和胸肩峰动脉的分支,小心清理这些血管、神经,并从胸小肌的表面切断。

观察清理位于胸小肌和锁骨下肌之间的锁胸筋膜以及穿过的结构(胸外侧神经、胸肩峰血管、头静脉)。在清理胸小肌的上、下缘后,将胸小肌自起点处切断,向外上翻至喙突。

至此,腋窝结构已暴露,可行解剖。

③仔细清除腋筋膜及位于腋窝内的疏松结缔组织,寻认腋淋巴结。中央淋巴结位于腋窝中央的脂肪组织内,其他的淋巴结一般沿腋血管及其分支排列,观察完后即可清除。观察包绕腋血管和臂丛的腋鞘,清理鞘组织以显露鞘内结构。

④观察并切断腋静脉的各个属支,保留腋静脉主干。观察腋动脉的分段,并仔细解剖出各段分支(主要为第二、三段)。追踪胸小肌上缘处的胸肩峰动脉至起始处;在前锯肌的表面寻找经胸小肌下缘处发出下行的胸外侧动脉;在胸外侧动脉起点的下方寻找肩胛下动脉,并向内下方追踪肩胛下动脉分为旋肩胛动脉和胸背动脉;在肩胛下动脉起点的下方找出旋肱前动脉和旋肱后动脉(二者可共干),分别绕过肱骨外科颈的前、后方至外侧。

⑤将游离的腋静脉牵向一侧,在已解剖清理出腋动脉的周围清理观察臂丛神经及其分支。a.观察位于腋动脉远端前外侧的粗大神经,即正中神经,沿正中神经的内、外侧根向上追踪即可找到分别位于腋动脉内、外侧的臂丛内、外侧束。外侧束的另一分支即肌皮神经,

将其向下外追至穿喙肱肌至臂前区。内侧束的另一较粗大的尺神经和较细的前臂内侧皮神经,将这两神经向下追至臂上部。b.将腋动脉和臂丛内、外侧束及其分支牵向一侧,寻找位于动脉后方的臂丛后束。清理从后束发出伴随旋肱后动脉行向外侧穿四边孔的腋神经,后束的另一粗大的分支为桡神经,行向外下至臂后部。

⑥进一步清理腋窝残留的蜂窝组织,观察腋窝四壁的构成。注意在内侧壁前锯肌表面下行的胸外侧动脉旁边,寻找属于臂丛锁骨上分支的胸长神经。暴露后壁后,寻认臂丛后束的另外两个分支,即到达肩胛下肌的肩胛下神经和伴随肩胛下动脉和胸背动脉的胸背神经。

(四)上肢前面浅层结构解剖

1. 切口和翻皮

沿下述切口将臂及前臂皮片翻向外侧,切皮及翻皮片时,注意腕前区的皮肤较薄,皮下脂肪亦少,需避免损伤深面的结构。由于前臂的浅筋膜薄且疏松,当皮片翻开后,即可发现皮下纵行的浅静脉和皮神经。

①沿上肢前面内侧做纵切口。

②沿肱骨内、外上髁连线的稍下方做横切口。

③沿腕横纹做横切口。

2. 解剖浅血管、皮神经和浅淋巴结

①在三角肌与胸大肌沟内,将已解剖出来的头静脉向下追至前臂的外侧转至背侧处。在肘窝稍上方肱二头肌肌腱的外侧寻找穿出深筋膜的前臂外侧皮神经,向下追至前臂外侧(与头静脉伴行)。在臂外侧追踪游离头静脉时,可察看臂外上和臂外下皮神经的分布。在前臂外侧下部,寻找桡神经的浅支,至手背。

②在肘窝内侧寻找贵要静脉,向上追至穿入深筋膜处,向下追至前臂内侧转至背侧处。寻找与贵要静脉伴行的前臂内侧皮神经,向上追至穿出深筋膜处,向下追至前臂的内侧。在肱骨内上髁后上方,尝试寻找滑车上淋巴结。

③在肘窝前面寻找自头静脉连于贵要静脉的交通支,即肘正中静脉。查看肘窝前面的静脉吻合形式,是"M"型,还是"N"型(与有无前臂正中静脉有关)。

(五)上肢前面深层结构解剖

1. 解剖臂前面深层和肘窝

①保留浅静脉和皮神经,清除残留的浅筋膜和深筋膜,显露深层肌。但需注意由肘窝中线处至前臂上端内侧斜行增厚的深筋膜,即肱二头肌腱膜,须保留。臂部深筋膜亦可向深面连于骨膜形成臂内、外侧肌间隔,但筋膜较薄,肌间隔不易观察,可忽略。

②沿腋动脉向下,在肱二头肌内侧沟内解剖清理出肱动脉、肱静脉及正中神经。肱静脉除保留肱深静脉和贵要静脉之外,断掉其他属支,观察肱动脉和正中神经的位置关系。

③在肱动脉内侧,于喙肱肌止点附近解剖清理出尺侧上副动脉及伴行的尺神经,二者于臂中部穿内侧肌间隔至臂后部,向下追至内上髁的后方。在尺侧上副动脉起点附近寻认肱深动脉、肱骨滋养动脉、肌支等。

④沿已解剖清理出的桡神经继续追至臂后部,查看与其伴行的动脉即肱深动脉,向外至臂后面的桡神经管。

⑤在肱二头肌与深面的喙肱肌和肱肌之间(无须切断肱二头肌,向旁边牵拉即可),寻找由内上斜向外下的肌皮神经,其终支在肘部外侧附近穿深筋膜浅出,移行为前臂外侧皮神经。

⑥在肘窝处完整分离肱二头肌腱膜,并在肌腱的内侧沿肱血管的方向切开腱膜并翻向两侧,暴露经腱膜深面至肘窝的结构。

⑦在保留血管、神经的原则下,清理肘窝内的结缔组织。查认肘窝的边界和底,以肱二头肌腱和旋前圆肌为标志,观察其与血管、神经之间的相互关系。在肱二头肌肌腱内侧,追踪解剖肱动脉至分为尺动脉、桡动脉处。在尺动脉起始处寻找骨间总动脉,观察其分为骨间前、后动脉。在肱动脉内侧寻找正中神经,并追踪至穿旋前圆肌处。在肘窝外侧,观察位于肱桡肌和肱肌之间的桡神经,追踪其分为浅、深两支的位置。

2. 解剖前臂前面深层

①保留头静脉、贵要静脉和皮神经,清除前臂前区的浅、深筋膜,暴露深层的肌和血管、神经。

②由外向内依次清理出起于肱骨外上髁的肱桡肌以及起于内上髁的各肌。清理时,尽量将肌腱向远端钝性分离,上部附着于内上髁的肌腹部分不要强行分离。

③在前臂下部,将肱桡肌向外牵拉,追踪解剖位于肱桡肌与桡侧腕屈肌之间的桡神经浅支。桡神经浅支和桡动脉、桡静脉伴行,下降至前臂中、下 1/3 交界经肱桡肌后缘穿出深筋膜至腕和手背。沿桡神经浅支向上追踪至肘部,观察桡神经深支穿过旋后肌及其腱弓的情况。

④在前臂下部的指浅屈肌腱与尺侧腕屈肌腱之间,解剖出尺动脉、尺静脉和尺神经,观察它们之间的关系并向上、下追踪。

⑤在前臂远端桡侧腕屈肌腱与掌长肌肌腱之间的深面,寻找正中神经并向上追踪。查看正中神经在前臂的分支分布情况。

⑥辨认深层肌。将浅层的肌腱向两侧牵拉,观察深层外侧的拇长屈肌和内侧的指深屈肌。在腕上方分开两肌,观察横行的旋前方肌。

⑦在拇长屈肌和指深屈肌之间,寻找骨间前神经和骨间前动脉。

⑧(研究生操作)　在拇长屈肌、指深屈肌和深面的旋前方肌之间,观察潜在的前臂屈肌后间隙,并用刀柄探查其交通关系。

(六)腕前区和手掌面的解剖

1.切口和翻皮

做下述切口并将相应皮片翻起。

①由腕掌面切口中点切至中指指尖。

②由腕掌面切口中点经鱼际表面斜行切至拇指指尖。

③沿 2~5 指的指根横切皮肤。

2.层次解剖

(1)腕前区　保留前述解剖出的皮神经和浅静脉,剥除残余的浅筋膜。解剖腕掌侧韧带及深面结构,清理观察腕掌侧韧带,并纵行切开。观察腕掌侧韧带内侧深面的腕尺侧管以及通过的尺神经及血管,寻认正中神经掌浅支。清理并观察腕掌侧韧带深面的屈肌支持带(腕横韧带)。

(2)手掌面

①观察手掌浅筋膜。在小鱼际处寻找尺神经掌支,并可见掌短肌;在鱼际近端可有桡神经浅支。清除残余的浅筋膜,暴露掌面的深筋膜。

②清除鱼际和小鱼际表面的深筋膜,显露手掌中部三角形的掌腱膜,近侧端与掌长肌肌腱相延续。小心切断掌腱膜的远侧端,向近侧翻起;查看由掌腱膜内、外侧缘向深面发出的筋膜隔并切断之,使掌腱膜连于掌长肌。探查手掌的骨筋膜鞘。

③解剖并清理掌腱膜深面的血管、神经。观察掌浅弓的构成。沿掌浅弓的桡侧端追踪桡动脉掌浅支至鱼际肌群处(或位于表面,或穿行于肌之间);掌浅弓的主干为尺侧端的尺动脉终末支,向上追踪至尺动脉分支处。解剖清理掌浅弓发出三条指掌侧总动脉及小指尺侧固有动脉,在指蹼处分出指掌侧固有动脉,观察其分布。清理正中神经和尺神经的分支,需特别注意在屈肌支持带下缘处的正中神经返支,追踪其进入鱼际肌群。观察指掌侧总神经及指掌侧固有神经的分布。

④清除鱼际肌和小鱼际肌表面的深筋膜,分离、修洁、观察各肌。鱼际肌有 4 块,浅层外侧为拇短展肌,内侧为拇短屈肌。拇短展肌的深面为拇对掌肌,其内侧为拇收肌。小鱼际有 3 块肌,浅层内侧为小指展肌,外侧为小指短屈肌;深层为小指对掌肌。注意观察肌之间的血管、神经。

⑤纵行切开腕横韧带(勿伤深面结构)。观察通过腕管的拇长屈肌腱,指浅、深屈肌腱,

以及包绕它们的拇长屈肌腱鞘(桡侧囊)和屈肌总腱鞘(尺侧囊)。在两鞘之间有正中神经通过。在屈肌支持带的桡侧,仔细打开腕桡侧管,寻找通过的桡侧腕屈肌及其腱鞘。

⑥纵行切开中指的指腱鞘,观察指浅、深屈肌腱的止点和腱鞘的结构。解剖出手指两侧的血管神经。

⑦(研究生操作) 提起掌浅弓,分离指屈肌腱。在近腕管处切断指浅屈肌腱并将其翻向远侧,检查指深屈肌腱以及附于其上的蚓状肌的数目。用刀柄探查位于指深屈肌腱和蚓状肌后方的掌中间隙,以及位于拇收肌前方的鱼际间隙。

⑧(研究生操作) 在近腕管处切断指深屈肌腱(与指浅屈肌断口位于不同平面),将其连同蚓状肌一同翻向远端。小心除去肌腱深面的结缔组织和骨间掌侧筋膜,暴露骨间肌;追踪观察由桡动脉终末支和尺动脉掌深支吻合成掌深弓的情况,清理并查看其分支——掌心动脉及伴行的尺神经深支。

⑨(研究生操作) 仔细去除各指蹼间隙处的皮肤和脂肪组织,进一步修洁指掌侧总动脉和神经末端以及分出的指掌侧固有动脉和神经,分别行向相邻两指的相对缘。修洁观察蚓状肌肌腱的走向。

二、局部解剖知识与临床联系

(一)体表标志

颈静脉切迹:胸骨上缘的凹陷,相当于第 2 胸椎体下缘水平。

胸骨角:胸骨柄和胸骨体的连接处向前凸起的横嵴,相当于第 4 胸椎体下缘水平,其两侧连接第 2 肋软骨,是计数肋骨的标志。

剑突及肋弓:剑突是胸骨下部不规则的突起。沿剑突向两侧可摸到弧形的肋弓,剑突与左侧肋弓的交点处(剑肋角)是心包穿刺的常用部位。

锁骨:全长在皮下可摸到。锁骨中侧与外侧 1/3 交界处下方的凹陷称为锁骨下窝,此处可触摸到喙突。

乳头:男性乳头平对第 4 肋间隙,女性乳头位置因乳房的形状不同而变动。

肩峰:位于肩关节上方,是肩部最明显的骨突。肩峰外下方的骨突为肱骨大结节。

腋前襞和腋后襞:腋前襞为腋窝前壁下缘的皮肤皱襞,腋后襞为腋窝后壁下缘的皮肤皱襞。

肱骨内、外上髁:肱骨内、外上髁是肘部内、外侧最突出的骨突。

桡骨茎突和尺骨茎突:两者分别为腕部两侧的骨性突起,桡骨茎突较尺骨茎突低 1 cm

并稍偏前方。

临床联系

肩峰、肱骨大结节和喙突形成一个等腰三角形。当肩关节脱位或肱骨大结节骨折时,三者的位置关系会发生改变。

提携角与肘内翻、肘外翻:正常前臂伸直时,臂轴与前臂轴不在一条直线上,两轴的延长线构成向外开放 165～170°,补角为 10～15°的角,称为提携角。提携角在 0～10°为直肘,小于 0°为肘内翻,大于 20°为肘外翻。直肘、肘内翻、肘外翻均为肘畸形。

肱骨外上髁炎:又称网球肘,为肱骨外上髁处常见的慢性损伤性炎症,其特点是肘和肱骨外上髁疼痛。其损伤的机制是在前臂过度旋前或旋后时,被动牵拉伸肌(屈腕握拳)和主动收缩伸肌(伸腕)对肱骨外上髁处的伸肌腱附着点产生较大张力,造成慢性损伤。多见于从事网球、羽毛球、乒乓球和击剑运动的运动员。

(二)上肢前面浅层结构

1.皮肤和浅筋膜

上肢前面皮肤和浅筋膜均较下肢薄,皮肤因浅筋膜疏松而移动性大,特别是腕前区。臂内侧常作为皮肤移植的供皮区。

临床联系

腋区皮肤青春期后生长腋毛,富含皮脂腺和大汗腺,而大汗腺是产生腋臭的主要原因。手术切除大汗腺是治疗腋臭的主要方法。手术时,切除的范围要足够大,将皮肤全层及部分浅筋膜一并切除,否则易复发。手术过程需注意不要损伤从腋区后部经过的肋间臂神经。

2.浅静脉

(1)手掌静脉　手掌皮下的浅静脉吻合成细网。掌心部浅静脉行向前臂,两侧部的多行向手背,形成手背静脉网。

(2)头静脉　起自手背静脉网桡侧,至桡腕关节上方,转到前臂前面,然后沿前臂桡侧上行,在肘窝处借肘正中静脉与贵要静脉交通,继续沿肱二头肌外侧沟行向上,经三角肌胸大肌间沟,穿锁胸筋膜注入腋静脉或锁骨下静脉。

（3）贵要静脉 起自手背静脉网的尺侧,上行至肘窝处与头静脉交通,沿肱二头肌内侧沟继续上行,至臂中点穿深筋膜续为肱静脉或注入腋静脉。

（4）肘正中静脉 位于肘前部,为头静脉和贵要静脉的交通支。一般情况下,将头静脉的血液导入贵要静脉。临床上常作为采血和静脉注射或心导管穿刺术使用。

（5）前臂正中静脉 不恒定。

3. 皮神经

在臂部有分别发自腋神经和桡神经的臂外侧上、下皮神经,发自臂丛内侧束的臂内侧皮神经,还有第 2 肋间神经的外侧皮支——肋间臂神经。前臂有发自臂丛内侧束的前臂内侧皮神经、肌皮神经的终末支(前臂外侧皮神经)。

临床联系

前臂内侧皮神经位置表浅,走行恒定,在肘部分为前支和后支。前支行于贵要静脉的外侧,后支行于贵要静脉的内侧,分别分布于前臂内侧份的前面和后面的皮肤。由于变异少,位置表浅,有足够的长度,临床上常被用作周围神经外伤的移植体。

4. 浅淋巴结

滑车上淋巴结位于肱骨内上髁的上方,贵要静脉内侧,收纳手和前臂尺侧半的部分浅淋巴管。锁骨下淋巴结位于锁骨下窝内的头静脉末端附近,接受随头静脉上行的桡侧浅淋巴管,其输出管注入腋淋巴结尖群。

（三）上肢前面深层结构

1. 腋腔

（1）构成 呈四棱锥形,有一尖、一底、四壁。

尖:为腋腔上口,上通颈根部,呈三角形,由第 1 肋外缘、锁骨中1/3、肩胛骨上缘围成。

底:朝下,由皮肤和腋筋膜所封闭。

四壁:内侧壁由前锯肌、上位四个肋及其肋间肌构成。外侧壁由肱骨结节间沟、肱二头肌和喙肱肌构成。前壁由胸大肌、胸小肌、锁骨下肌和锁胸筋膜组成,其中锁胸筋膜位于喙突、锁骨下肌和胸小肌上缘之间的深筋膜,穿过锁胸筋膜的有头静脉、胸肩峰血管和胸外侧神经。后壁由肩胛下肌、大圆肌、背阔肌和肩胛骨构成。

（2）腋腔的内容 腋鞘及其包裹的腋动脉、腋静脉和臂丛,蜂窝组织及其内的腋淋巴结群。

腋鞘:又名腋颈管,由椎前筋膜形成。与腋静脉壁紧密相贴,加之筋膜壁菲薄,因此临床手术中打开腋鞘时极易造成空气栓塞。

腋动脉:自第1肋外缘接续锁骨下动脉,至大圆肌和背阔肌的下缘延续为肱动脉。以胸小肌为标志,分为三段,分支分布于肩胛区、胸前外侧壁和肩关节。第一段的分支为胸上动脉;第二段的分支有胸肩峰动脉、胸外侧动脉;第三段的分支有肩胛下动脉(分为旋肩胛动脉、胸背动脉)、旋肱后动脉、旋肱前动脉。

腋静脉:位于腋动脉前内侧。

臂丛:在腋腔内分三束包绕腋动脉,主要分支为(臂丛的锁骨下分支)以下几支。a. 肌皮神经:来源于外侧束。b. 正中神经:其内、外侧根分别来源于内、外侧束,在腋动脉的前方或外侧汇合并下行。c.尺神经、前臂内侧皮神经和臂内侧皮神经均为内侧束的分支。

后束的分支有腋神经、桡神经、胸背神经和肩胛下神经。另外有分别来源于内、外侧束的胸内外侧神经,来源于臂丛根部并伴随其达前锯肌的胸长神经。

腋淋巴结群:沿腋动、静脉及其分支排列,分为外侧群、前群(胸肌群)、后群(肩胛下群)、中央群、尖群等五群,收集胸壁、乳房、背上部及上肢的淋巴管。

外侧群沿腋静脉远侧排列;前群(胸肌群)沿胸外侧动、静脉排列;后群(肩胛下群)沿肩胛下动、静脉排列;中央群位于腋腔中央的疏松结缔组织内,收集上三群的淋巴管,输出淋巴管到达尖群;尖群沿腋静脉近侧段排列,输出管合成锁骨下干。

临床联系

臂丛分为锁骨上部和锁骨下部,不同部位的损伤常有不同的表现。臂丛上部损伤,通常是自上而下的外力牵拉,使 C_5、C_6 神经受损,主要症状特点为上肢近端损害,而远端(手和手指)的功能保存;臂丛下部损伤,则多为由下而上的外力,肩部被向上猛烈牵拉,$C_8 \sim T_1$ 神经损伤,主要表现为正中神经部分受损,腕及手指不能屈曲,形成"爪形手"。

2.臂和前臂前面深层及肘窝

(1)深筋膜　上肢深筋膜较下肢薄弱。①筋膜在臂和前臂的屈肌和伸肌之间由内、外侧向深部发出内、外侧肌间隔连于骨膜上,将臂和前臂分别分成前、后两个骨筋膜鞘。②深筋膜在肘关节附近较厚而致密,有肱二头肌腱膜位于肱二头肌肌腱和前臂内上部。③深筋膜在腕部增厚,形成浅层的腕掌侧韧带和深面的屈肌支持带。屈肌支持带厚而坚韧,尺侧附于豌豆骨和钩骨钩,桡侧附于手舟骨和大多角骨的结节。

(2)臂前群肌　臂前群肌包括位于浅层的肱二头肌以及深层的喙肱肌和肱肌。

（3）肱二头肌内侧沟　位于肱二头肌内侧，其内容有肱动脉、肱静脉、正中神经、尺神经和前臂内侧皮神经等。

（4）肘窝　位于肘关节前面，呈倒三角形。

境界：上界是肱骨内上髁和外上髁的连线，内下界为旋前圆肌，外下界为肱桡肌。顶为皮肤、浅筋膜、深筋膜及肱二头肌腱膜，底由肱肌、旋后肌和肘关节囊构成。

内容：以肱二头肌肌腱位于肘窝中央为标志，肱二头肌肌腱内侧，由外向内排列有肱动脉、肱静脉和正中神经。肱二头肌肌腱外侧肱肌与肱桡肌之间有桡神经。a.肱动脉在平桡骨颈处分为尺动脉和桡动脉。b.正中神经穿旋前圆肌进入前臂。c.桡神经分为深、浅两支，深支穿旋后肌入前臂背面。浅支进入前臂肱桡肌和桡侧腕屈肌之间。

（5）肘关节动脉网（研究生学习）　由肱动脉及桡动脉、尺动脉分支吻合而成，包括桡侧副动脉和中副动脉（肱深动脉的分支）、尺侧下副动脉（肱动脉分支）、桡侧返动脉、骨间返动脉和尺侧返动脉。

（6）前臂前群肌　共有9块肌。浅层自桡侧向尺侧依次为肱桡肌、旋前圆肌、桡侧腕屈肌、掌长肌和尺侧腕屈肌；中层为指浅屈肌；深层有拇长屈肌、指深屈肌和旋前方肌。

（7）前臂血管神经束　a.桡侧血管神经束（由桡动脉、桡静脉和桡神经浅支组成）；b.尺侧血管神经束（由尺动脉、尺静脉和尺神经组成）；c.正中血管神经束（由正中神经及其伴行血管组成）；d.骨间前血管神经束（由骨间前血管和神经组成）。

临床联系

　　前臂前骨筋膜鞘综合征：前臂前区深筋膜、前臂内侧肌间隔、前臂外侧肌间隔和尺骨、桡骨以及前臂骨间膜共同围成前臂前骨筋膜鞘，鞘内有前臂前群肌和血管神经束等。骨筋膜鞘因容积骤减（敷料包扎过紧、局部受压严重）或内容物体积骤增（出血、毛细血管通透性增加）等原因引起的病变，称为前臂前骨筋膜鞘综合征（临床上称为前臂掌侧骨筋膜间隙综合征）。该病表现为前臂前群肌受累，以拇长屈肌、指深屈肌和旋前方肌挛缩最严重，正中神经缺血，出现功能障碍，甚至所有屈肌挛缩，正中神经和尺神经同时受损的状况出现。

（8）前臂屈肌后间隙（研究生学习）　位于前臂远侧1/4段的潜在间隙，在指深屈肌和拇长屈肌肌腱的后方，旋前方肌的前方，其内侧界为尺侧腕屈肌和前臂筋膜，外侧界为桡侧腕屈肌和前臂筋膜。向远侧经腕管与掌中间隙相通。当前臂远段或手掌间隙感染时，炎症可经此间隙互相蔓延。

（9）腕管、腕尺侧管和腕桡侧管

①**腕管**：由屈肌支持带与腕骨沟共同围成，有指浅屈肌腱、指深屈肌腱及屈肌总腱鞘、拇长屈肌腱及腱鞘和正中神经通过。正中神经紧贴屈肌支持带深面，居于拇长屈肌腱与指浅屈肌腱之间。屈肌总腱鞘（尺侧囊）包裹指浅屈肌和指深屈肌腱，并与小指滑膜鞘相通。拇长屈肌腱鞘（桡侧囊）包裹拇长屈肌腱，并与拇指滑膜鞘相通。

临床联系

　　腕管综合征：俗称"鼠标手"，是最常见的周围神经卡压性疾患，其病理基础是因腕管内压力增高而导致正中神经受卡压。最常见的导致腕管内压力增高的原因是特发性腕管内腱周滑膜增生和纤维化，有时也可见到其他一些少见病因，如屈肌肌腹位置过低，类风湿等滑膜炎症，创伤或退行性病变导致腕管内骨性结构异常，腕管内软组织肿物如腱鞘囊肿等。有研究认为，过度使用手指，尤其是重复性的活动，如长时间用鼠标或打字等，可造成腕管综合征，但这种观点仍存在争议。

②腕尺侧管：为腕掌侧韧带远侧部与屈肌支持带尺侧部之间形成的间隙，内有尺神经和尺动脉、尺静脉通过。

③腕桡侧管：屈肌支持带桡侧端分两层分别附着于舟骨和大多角骨结节，其间的间隙称为桡侧管，内有桡侧腕屈肌腱及其腱鞘通过。

（10）手掌层次　由浅入深依次为：皮肤→皮下组织→掌腱膜→掌浅弓、正中神经、尺神经浅支→肌肉和肌腱→掌深弓、尺神经深支→骨间肌、掌骨。

①皮肤和皮下组织：皮肤厚而坚韧，汗腺丰富，无毛囊及皮脂腺。浅筋膜掌心处致密，借纤维隔将皮肤与掌腱膜紧密相连，故手掌部皮肤张力大，无弹性。指端处皮下组织内有丰富的神经小体，故手指触觉相当敏感。手掌的皮神经为正中神经和尺神经的掌支。手掌尺侧1/3 由尺神经掌支分布，正中神经掌支分布于手掌桡侧 2/3。

②掌腱膜：手掌深筋膜分浅层、深层两部分。浅层中间部为掌腱膜，两侧为鱼际和小鱼际筋膜；深层为骨间掌侧筋膜。掌腱膜呈三角形，尖向近侧连于掌长肌肌腱并固定于腕横韧带（屈肌支持带）表面，远侧分别附着于各掌指关节处，其腱膜两侧向深面发出，内、外侧间隔分别止于第 1、5 掌骨，与骨间掌侧筋膜共同构成手掌三个骨筋膜鞘。

③掌浅弓、正中神经和尺神经浅支：掌浅弓由桡动脉掌浅支和尺动脉终末支构成，由弓凸缘上发出三条指掌侧总动脉和一条小指尺掌侧固有动脉，指掌侧总动脉与正中神经和尺神经的指掌侧总神经伴行，在近掌指关节处，各分为两条指掌侧固有动脉，至第 2～5 指的相

对缘;小指尺掌侧固有动脉分布于小指尺侧。正中神经经腕管入手掌,发出皮支管理手掌桡侧 2/3 区域及桡侧 3 个半手指感觉;在腕横韧带下缘处发出一返支,支配鱼际肌(拇收肌除外)和第 1、2 蚓状肌,其体表投影相当于舟骨结节垂直下方 3 cm 处,表面位置相当于鱼际肌近侧半,临床上称此区为禁区,禁止在此做手术切口,以免损伤此运动支,造成对掌功能丧失。尺神经浅支除分支至掌短肌外,又分为两条,一条为指掌侧固有神经至小指尺侧缘,另一条为指掌侧总神经。指掌侧总神经又分为两支指掌侧固有神经至小指和环指相对缘。

④骨筋膜鞘和筋膜间隙(研究生学习):骨筋膜鞘包有肌、肌腱及腱鞘、血管和神经。在肌、肌腱与筋膜之间又形成了疏松结缔组织间隙。

掌腱膜自外侧缘发出鱼际隔附于第一掌骨,内侧缘发出小鱼际隔,附于第五掌骨。此二隔将手掌面分隔成 3 个筋膜鞘,即外侧鞘、中间鞘和内侧鞘。外侧鞘容纳鱼际肌群、拇长屈肌及其腱鞘;中间鞘容纳蚓状肌、指浅屈肌腱鞘、指深屈肌腱鞘、掌浅弓及至指的血管、神经;内侧鞘容纳小鱼际肌群。

筋膜间隙位于掌中间鞘内深部的疏松结缔组织。由掌外侧隔发出掌中隔斜行止于第 3 掌骨。把掌中间鞘内的间隙分为掌中间隙和鱼际间隙两个。掌中间隙位于掌中间鞘尺侧半的深部,在屈肌腱鞘与骨间掌侧筋膜之间。鱼际间隙位于掌中间鞘桡侧半的深部,在示指屈肌腱鞘与拇收肌筋膜之间。

⑤掌深弓和尺神经深支:掌深弓由桡动脉终末支和尺动脉掌深支构成。由弓凸缘发出三条掌心动脉,在指蹼处与指掌侧总动脉吻合。尺神经深支支配小鱼际肌、骨间肌和拇收肌。

⑥骨间肌和掌骨:骨间肌位于掌骨之间,分为骨间掌侧肌和骨间背侧肌。骨间掌侧肌内收各指,骨间背侧肌外展各指。

第二节　背部浅层和上肢后面的解剖

一、实验步骤与方法

（一）尸体放置

尸体俯卧位放置,使颈部尽量前屈。

（二）确认体表标志

在尸体上触摸确认以下体表标志。

枕外隆凸、上项线和颞骨乳突:枕外隆凸是枕骨在正中线后下方最突出的隆起,沿其向外的横行骨嵴为上项线,颞骨乳突为耳郭后下方的骨突。

棘突:位于后正中线上,大多数可以触及。第7颈椎棘突较长,为颈前屈时项部下方最高的突起,可作为计数椎骨的标志。第4腰椎棘突平两侧髂嵴的最高点,骶椎棘突相互融合形成骶正中嵴。

肩胛冈和肩峰:肩胛冈为肩胛骨背面高耸的隆起,其外侧端为肩峰,内侧端平对第3胸椎棘突。

肩胛下角:沿肩胛骨脊柱缘向下可触及肩胛下角,平对第7肋或第7肋间隙以及第7胸椎棘突。

第12肋:在胸廓的下部,竖脊肌外缘处可触及。

竖脊肌:为腰椎棘突两侧可触及的纵行肌性隆起。

髂嵴和髂后上棘:髂嵴为髂骨翼的上缘,髂后上棘是髂嵴后端的骨突,与第2骶椎棘突平齐。

骶管裂孔和骶角:沿骶骨中线向下,在骶正中嵴的下端可触及骶管裂孔,在骶管裂孔的两侧可触及骶角。进行会阴部手术时,可借此骨性标志,经骶管裂孔向骶管的硬膜外腔注入麻醉药,进行阻滞麻醉。

尾骨尖：为骶管裂孔下方的突起，位于肛门的后方。

尺骨鹰嘴：为肘后部的骨性突起。在肱骨内上髁和鹰嘴之间的深沟为肘后内侧沟，内有尺神经。

(三)背部浅层和肩胛区解剖

1. 切口和翻皮

做下列切口，将皮片从中线翻向两侧。

①沿背部正中线，自枕外隆凸向下切至臀部上方的横切口。

②自枕外隆凸向外切至乳突根部(若事先没有备皮，应先剔除头发)。

③自第7颈椎棘突向外切至肩峰。

④自第12胸椎棘突向外上切至腋后襞。

由于背部皮肤厚，浅筋膜致密，因此可将浅筋膜连同皮肤一块翻开，但在剥离时需注意查看脊神经后支的皮支情况。

2. 解剖皮神经和浅血管

清理背部的浅筋膜和深筋膜，寻找脊神经后支的皮支及伴行的小血管。脊神经后支在项部和背上部由靠近中线处穿出，脊神经后支在背下部及腰部多在近肋角处和胸腰筋膜外侧份穿出。清理解剖出2~3对脊神经，观察理解脊神经后支的节段性分布即可。此外，有以下几支较为粗大的神经应尽量解剖出：①枕大神经为第2颈神经后支，在枕外隆凸外侧2~3 cm处经斜方肌和胸锁乳突肌腱弓穿出，其外侧有枕动脉伴行。②第2胸神经后支的皮支较长，在肩胛冈平面可寻见。③臀上皮神经为1~3腰神经的后支，经竖脊肌外侧缘浅出(亦可沿着在臀部解剖出的臀上皮神经，向上追踪到穿出竖脊肌外缘处)(研究生操作)。

3. 解剖背部浅层肌及筋膜

进一步清除背部残余的浅筋膜、深筋膜，暴露斜方肌、背阔肌以及项筋膜和胸腰筋膜，特别是肌的边界要清理清楚。①观察听诊三角和腰下三角(边界组成?)。②从深面钝性分离斜方肌，在距后正中线约2 cm处自下而上切断该肌，并向外侧翻至肩胛冈。在斜方肌的上部，需边翻边观察和清理自颈部从斜方肌前缘中下1/3交界处入其深面并支配该肌的副神经，以及伴行的分布于该肌肉的颈浅血管，并保留之。③清理观察斜方肌深面的肩胛提肌和菱形肌。在肩胛提肌前缘寻找支配该肌及菱形肌的肩胛背神经，并注意保留与神经伴行的肩胛背动脉。④钝性游离背阔肌，在腱膜和肌纤维的移行处切断背阔肌，并将肌翻向外侧，观察来自腋腔的胸背神经和血管并进入该肌深面。观察背阔肌深面的下后锯肌，在竖脊肌外缘与第12肋的夹角处清理出腰上三角。

(研究生操作)　用刀柄钝性分离菱形肌与深部组织，沿菱形肌在棘突的起始处纵行切断该肌,并向两侧翻起。在肩胛骨脊柱缘处追踪已剖出的向下行走的肩胛背神经和肩胛背动脉。将肩胛骨稍向外拉,尝试观察前锯肌止于肩胛骨脊柱缘的情况。切开菱形肌后即暴露出上后锯肌,观察该肌的起止部位。

4. 解剖肩胛区

清理肩胛部的筋膜,在三角肌后缘中部寻找腋神经发出的臂外上皮神经。

在肩胛区,清除冈上肌、冈下肌和大圆肌、小圆肌表面的筋膜,修洁三角肌。a. 将三角肌后部沿起点处切断翻起,清理辨认经四边孔穿出的腋神经和旋肱后动脉。b. 确认肱三头肌长头,找出经三边孔穿出的旋肩胛动脉。c. (研究生操作)　在冈上窝、冈下窝内,分别自起点处剥离冈上肌、冈下肌,并向外翻向止点,观察在肌与骨之间的血管网。于肩胛切迹处寻找肩胛上动脉和神经,追踪至冈下窝。由三边孔处追踪旋肩胛动脉,穿小圆肌深面至冈下窝,并沿肩胛骨脊柱缘寻找肩胛背动脉的分布,观察各动脉支在冈下窝形成的动脉网。

(四)上肢后面及手背浅层结构解剖

1. 切口与翻皮

做下列切口,将臂皮片和前臂皮片由内侧翻向外侧(内侧纵切口在前面已做),手背面皮片翻向两侧。

①在三角肌止点水平做横切口(如前面做过环形切口可忽略)。

②在肱骨内、外侧髁连线的稍下方做横切口。

③在腕背侧做横切口(与前面腕掌侧切口一致)。

④由腕背侧中点至中指指尖做纵行切口,沿第2~5指掌指关节做横行切口。

2. 解剖皮神经和浅血管

①在臂后区中部的浅筋膜内寻找臂后皮神经,在臂下部外侧寻找穿深筋膜而出的前臂后皮神经。在腕的尺侧解剖清理出尺神经手背支,在桡侧继续寻认前面已找到的桡神经浅支,将两条神经追踪至手背,观察其分支分布。

②清理手背静脉网,找出头静脉和贵要静脉的起点。沿其经行修洁至前臂内、外侧处。

③修去上肢背面的浅筋膜,暴露深筋膜。

(五)上肢后面及手背深层结构解剖

1. 解剖臂和前臂后区

①清理臂后区的深筋膜,暴露肱三头肌(可纵切深筋膜翻向两侧,探查内、外侧肌间隔)。查看肱三头肌的三个头,在长头与外侧头之间钝性分离,找出桡神经的经过之处(肱骨肌管或桡神经管)。用镊子或刀柄沿神经走行方向探入桡神经管内,并切断肱三头肌外侧头,解

剖出管内的桡神经和伴行的肱深血管,追踪观察其走行与分支。

②在内上髁后方与尺骨鹰嘴之间,纵行切开深筋膜,暴露尺神经及其伴行血管。

③在腕后部观察深筋膜增厚形成的腕背侧韧带(伸肌支持带)并保留之。剔除前臂后区的深筋膜,清理、识别前臂后群各肌。先将浅层的肌腱从下向上分开,并向两侧牵拉,以显露深层肌。注意追踪观察前臂后区的骨间后血管神经束。

2.解剖手背

①从中线纵行切开伸肌支持带,并仔细翻向两侧,查看各肌腱穿过的骨纤维管。

②清理走向拇指的肌腱,查看解剖学"鼻烟壶"的构成。清除鼻烟窝内的疏松组织,解剖出桡动脉,追至其穿第1掌骨间隙处。

③辨认手背的肌腱,观察深筋膜浅层与伸肌肌腱愈合形成的手背腱膜,查看伸肌肌腱远端的腱间结合。

④(研究生操作) 将手背腱膜从远侧端切断,剥离并翻起,暴露深面的骨间背侧筋膜,探查筋膜下间隙;除去骨间背侧筋膜,显露并观察骨间背侧肌。

⑤(研究生操作) 追踪中指的指伸肌腱至手指背面,观察肌腱形成的指背腱膜。

二、局部解剖知识与临床联系

(一)肘后部的体表结构

肘后三角:为屈肘时肱骨内上髁、外上髁和尺骨鹰嘴之间形成的等腰三角形。当肘关节伸直时,三者位于同一条直线上。肘关节脱位或肱骨内上髁、肱骨外上髁骨折时,三者的等腰三角形关系发生改变。

肘外侧三角:屈肘90°时,从桡侧观察肱骨外上髁、桡骨头和尺骨鹰嘴之间形成的等腰三角形,三角形的尖端向前。三角的中心正对肘关节腔,可经此处做穿刺。

肘后窝:为肘关节伸直时位于肱骨外上髁下方和尺骨鹰嘴外侧的凹陷,深面有肱桡关节。关节腔内有积液时,肘后窝可消失。

(二)肩胛区

1.肩肌

肩肌包括三角肌、冈上肌、冈下肌、小圆肌、大圆肌和肩胛下肌。

2.肌腱袖

冈上肌、冈下肌和小圆肌的肌腱分别经肩关节的上部和后方,止于肱骨大结节。肩胛下肌肌腱经关节的前方止于肱骨小结节。上述肌腱呈袖状包裹肩关节并与关节囊融合,称为肌腱袖(又称为肩袖)。

临床联系

肌腱袖撕裂:肌腱袖加强了肩关节的稳定性,当肩关节扭伤或脱位时,常导致肌腱袖撕裂。

肩关节脱位:肩关节脱位占全身关节脱位的40%以上,以肱骨头向前下方脱位最为常见。肱骨头向前下移位使肩峰突出,形成方肩。由于三角肌和胸大肌的牵拉,肩关节有明显的外展内旋畸形。向腋窝内脱位的肱骨头可压迫或牵拉臂丛的分支,引起相应症状。

3. 腋腔后壁处的肌间隙

由于肱三头肌长头在小圆肌和大圆肌之间穿过,因而出现了两个肌间隙。**三边孔**位于内侧,上界为小圆肌,下界为大圆肌,外侧界为肱三头肌长头,其内有旋肩胛动脉、旋肩胛静脉通过;**四边孔**位于外侧,上下界同三边孔,内侧界为肱三头肌长头,外侧界为肱骨外科颈,其内有旋肱后动脉、旋肱后静脉和腋神经通过。

4. 肩胛动脉网(研究生学习)

肩胛动脉网在肩胛骨周围,由锁骨下动脉和腋动脉分支相互吻合而成。参与构成的主要动脉有肩胛上动脉、肩胛背动脉和旋肩胛动脉。

(三)上肢后面浅层结构

1. 皮肤和浅筋膜

臂和前臂后面皮肤较厚,因浅筋膜较致密而移动性较小。手背的皮肤和浅筋膜薄而松弛,移动性大。

2. 皮神经

a. 臂外侧上皮神经发自腋神经;b. 臂后皮神经发自桡神经;c. 前臂后皮神经发自桡神经;d. 手背皮神经桡侧半由桡神经浅支分布,尺侧半由尺神经手背支分布。

3. 浅淋巴管

浅淋巴管回流至滑车上淋巴结。

4. 手背浅静脉

手背浅静脉丰富,相互吻合成手背静脉网。头静脉、贵要静脉分别起自手背静脉网的桡侧和尺侧。

(四)上肢后面深层结构

1.深筋膜

前臂后面的深筋膜厚而坚韧。在近肘处,作为肌的起点。在腕背侧,增厚形成伸肌支持带(腕背侧韧带)。

2.肱三头肌和肱骨肌管

肱三头肌和肱骨体后面的桡神经沟共同围成肱骨肌管,其内有桡神经和肱深动脉、肱深静脉穿行经过,故又称桡神经管。桡神经在臂下 1/3 处,穿外侧肌间隔经肘外侧至臂前部。

临床联系

肱骨干骨折与桡神经损伤:肱骨干骨折是临床较常见的疾病。由于附着肱骨干的肌的起止点不同,使骨折时对骨的牵拉方向不同,骨折错位的方向不同。肱骨肌管临近肱骨中段,因此肱骨中段骨折易损伤经过肱骨肌管的桡神经,使桡神经支配的伸腕、伸指肌瘫痪,出现"垂腕症"。此外,肱桡肌瘫痪影响屈肘,旋后肌瘫痪影响前臂旋后。如果同时损伤肱深动脉、肱深静脉,还可造成臂部血肿。

3.前臂后群肌

前臂后群肌分浅、深两层,共 10 块。

浅层自桡侧向尺侧依次为桡侧腕长伸肌、桡侧腕短伸肌、指伸肌、小指伸肌和尺侧腕伸肌;深层有旋后肌、拇长展肌、拇短伸肌、拇长伸肌和示指伸肌。

4.前臂后区和手背的神经与血管

(1)骨间后血管神经束　包括骨间后神经(桡神经深支的终末支)和骨间后血管(骨间后动脉是尺动脉的骨间总动脉的终末支之一),分支分布于前臂后区。

(2)解剖学"鼻烟窝"　位于腕和手背桡侧。当拇指充分外展和后伸时,形成一个尖向拇指的三角形凹陷。其桡侧界为拇长展肌腱和拇短伸肌腱,尺侧界为拇长伸肌腱,近侧为桡骨茎突,窝底为手舟骨和大多角骨。窝内有桡动脉通过。桡动脉的终末支穿第 1 掌骨间隙至手掌,参与掌深弓构成。

临床联系

舟骨骨折时,鼻烟窝可因肿胀而消失,并伴有压痛,同时可能会有桡动脉损伤的表现,如桡动脉搏动消失。

第三节　上肢关节的解剖（研究生操作）

上肢关节的解剖一般应在已解剖的尸体上进行，如有必要，可先将整个上肢与尸体分离。

（一）肩关节的解剖

1.**剔除肩关节周围的肌及神经、血管**

①于三角肌、胸大肌、背阔肌、大圆肌、肱三头肌、肱二头肌短头在肱骨的附着点剔除各肌。在三角肌与大结节之间观察三角肌下囊（亦称肩峰下囊）伸于肩峰、喙肩韧带与冈上肌肌腱之间。于肱二头肌长、短头汇合前处切断肱二头肌长头。

②从肩胛骨表面剥离肩胛下肌、小圆肌，并将肩胛下肌、小圆肌和冈上肌、冈下肌尽量翻向止点（将冈上肌从喙肩韧带深面掏出）。翻时注意将紧贴的肌及腱纤维从肩关节囊之前面、上面和后面剥离，勿伤关节囊。观察肌从前、上、后三方面加固关节囊，保护关节，形成"肌腱袖"。

③将肌全部剔除。剔除肌的同时剔除肩胛上、旋肩胛、旋肱前动脉、旋肱前静脉、旋肱后动脉、旋肱后静脉以及肩胛上神经和腋神经。在剔除过程中观察旋肱前动脉、旋肱后动脉间的吻合。血管神经的关节支在解剖过程中遇见，观察一二即可，不必细追。

2.**修整、观察关节的结构**

①修整喙肩韧带。

②按关节囊纤维方向（由肩胛骨到肱骨）修洁关节囊，注意关节囊上部加厚部分，即喙肱韧带，囊前部的加厚纤维即盂肱韧带。

③于肱骨大、小结节间清理出横行纤维跨于肱二头肌长头腱表面，即肱骨横韧带，肌腱表面薄层膜即结节间滑膜鞘。试切小口，以探针探入关节腔。

④保留肩锁关节，在锁骨与喙突之间清理出喙锁韧带（前外的斜方韧带，后内的锥状韧带）。清理出肩胛骨上缘的肩胛上横韧带。

3. 切开关节囊

于关节囊后下部做垂直切口,使肱骨外展,肩胛骨关节盂与肱骨头脱开,观察关节内结构。

①关节盂有盂唇扩大加深,关节盂、肱骨头表面有光滑且富有弹性的关节软骨。

②观察关节囊在肩胛骨、肱骨的附着。从关节囊内面观察囊前部纤维加厚而成的盂肱韧带,以手指触摸体会。观察关节囊内表面的滑膜层。

③观察肱二头肌长头腱起于盂上结节,穿行关节腔及滑膜层,包被肌腱并形成结节间滑膜鞘的情况。

④对关节标本做各种运动,观察体会各结构对关节的稳定或对运动的限制等方面的作用。

(二)肘关节的解剖

1. 剔除关节周围的肌及血管、神经

①在肱二头肌、肱三头肌、肱肌的止点处剔除各肌。在肱三头肌腱与尺骨鹰嘴之间观察肱三头肌下滑液囊,在肱二头肌肌腱与桡骨粗隆之间观察肱二头肌桡骨滑液囊。

②于肱骨内上髁、肱骨外上髁剔除前臂前群浅层各肌和后群浅层各肌的起始部。

③于桡骨、尺骨及前臂骨间膜之前后面剔除附着的各肌,观察前臂骨间膜纤维方向;观察旋后肌起止点及肌纤维方向,并体会其功能。

④在剔除诸肌的同时剔除肱动脉、肱静脉及正中神经、尺神经、桡神经、肌皮神经及其分支,在这个过程中观察桡侧副动脉、尺侧上副动脉、尺侧下副动脉、桡侧返动脉和骨间返动脉的吻合。

2. 修整、观察关节各结构

①关节囊前后部松薄,纤维并非平行排列,修整时宜注意,勿剔除过多。囊后部上方附于鹰嘴边缘稍下方,清理时先将关节处于屈位,使囊后部紧张,清理出其附着部位,再使关节伸直,清理囊前部,观察其附着结构。

②于肱骨内上髁与尺骨滑车切迹边缘之间修洁扇形的尺侧副韧带;于肱骨外上髁与桡骨小头之间清理放射状的桡侧副韧带,其部分遮盖了桡骨环状韧带(于桡骨小头前可见横行纤维,即为桡骨环状韧带,其下方有滑膜,呈囊状突出)。

③观察关节囊纤维层的附着。

3. 切开关节囊

在关节囊前部做"∏"形切口,翻向下方,充分暴露关节面,观察关节内结构。

①关节囊切开后可见肱尺、肱桡、桡尺三组关节同包于一个关节囊内。

②关节囊的滑膜层较广阔,除关节软骨的表面外,在纤维层内面、鹰嘴窝上缘稍下方、冠突窝和桡骨颈等处,均覆盖有滑膜,并于关节腔的外侧向下呈囊状膨出可达桡骨环状韧带下方。观察关节腔内是否存在滑膜皱襞。

4.运动关节

对关节标本做屈伸运动,体会其结构与功能的关系。再对前臂骨做旋前和旋后运动,观察桡尺近侧关节的运动情况。将桡骨沿垂直方向向上移动,观察桡骨环状韧带的附着、骨纤维环结构特点和作用(上口大、下口小,故小头不易下脱)。

(三)手关节的解剖

手关节包括桡腕关节、腕骨间关节、腕掌关节、掌指关节和指间关节,在此重点解剖腕关节。

1.剔除关节周围的肌及血管、神经

①先将手指未剔净的皮肤全部剔除,再将前臂所有跨过腕关节的肌从止点处剔除。

②观察旋前方肌的起止附着并剔除,然后从骨面剔除屈肌支持带。

③依次剔除鱼际、小鱼际及掌中间肌,边剔除边验证诸肌的起止点。特别注意观察拇短屈肌和拇收肌两个头的起点以及如何鉴别骨间掌侧肌和背侧肌。

④在剔除上述肌的同时剔除桡动脉、桡静脉、尺动脉、尺静脉及正中神经、尺神经、桡神经的所有分支。在解剖中仔细观察掌深弓的组成及分支吻合。

2.修整、观察关节各结构

①桡腕关节囊松弛,但其前、后、内、外侧均有韧带加强并与之融合,故只能解剖其韧带。按韧带纤维方向修整:掌侧桡腕韧带由桡骨远端向内下方至近侧列3个腕骨,较强厚。背侧桡腕韧带较掌侧薄弱,纤维方向亦是向内下。修整从桡骨茎突、尺骨茎突至近侧列腕骨间的桡侧副韧带、尺侧副韧带。

②腕骨间关节韧带繁杂,仅在腕骨沟底清理以头状骨(最突出而圆隆处)为中心向周围伸展的腕辐射状韧带。

③依次修整拇指腕掌关节和第2~5腕掌关节囊,观察其构造。除拇指和第5腕掌关节较松弛外,其余均较紧张。

3.切开关节囊

沿手的额状面锯开腕关节,观察桡腕关节、腕骨间关节及关节腔的构造。或者于近侧列腕骨与桡骨及关节盘之间,从背侧切开桡腕关节囊及背侧的韧带。

①先观察桡尺远侧关节。桡尺远侧关节为一独立关节,由尺骨小头的环状关节面和桡骨的尺切迹,以及尺骨小头下面与关节盘共同构成。关节盘(为纤维软骨)呈三角形,观察其

附着,注意是否有孔通桡腕关节。

②再观察桡腕关节。桡腕关节窝凹陷,主要由桡骨的腕关节面和关节盘组成(尺骨下端不参与);桡腕关节头呈椭圆形,由舟骨、月骨、三角骨的上面构成。

③最后观察腕骨间关节和腕掌关节。腕骨间关节的关节腔广阔而不规则且互相连通,其中远、近两列腕骨相对应的关节面构成腕中关节。腕掌关节主要观察拇指腕掌关节,为鞍状关节。

④对关节标本做各种运动,观察体会其结构与功能的关系。

第四章

头部解剖

头部可分为颅与面两部分。颅的内腔为颅腔,容纳脑及其被膜、血管、神经和脑脊液。面部有视器、位听器、口、鼻等器官。鼻腔与口腔是呼吸道和消化道的门户。视器、位听器以及口、鼻黏膜中的味器和嗅器属特殊感受器。

头部与颈部的分界线为下颌骨下缘、下颌角、乳突尖端、上项线和枕外隆凸的连线。

颅部和面部的分界线为眶上缘、颧弓上缘、外耳门上缘至乳突的连线。

颅部由颅顶、颅底和颅腔三部分组成。颅顶分为额顶枕区和颞区。颅底有内、外面之分,其中内面又分为颅前窝、颅中窝和颅后窝三部分。颅底有许多重要的孔道,是神经、血管出入颅的通道。

面部可划分为眶区、鼻区、口区和面侧区,其中面侧区又分为颊区、腮腺咬肌区和面侧深区。

第一节　颅顶的解剖

一、实验步骤与方法

(一)尸体放置

尸体仰卧位放置,头部垫高。

(二)确认体表标志

在尸体上触摸并确认以下体表标志。

眉弓:位于眶上缘上方。

颧弓:位于外耳门前方的水平线上。

乳突:位于耳郭后下方的锥形突起。

前囟点:为冠状缝与矢状缝的相交点,故又名冠矢点。

人字点:为矢状缝后端与人字缝的相交点。

枕外隆凸:枕部向后最突出的隆起。

上项线:为枕外隆凸向两侧延伸至乳突的骨嵴。

(三)解剖颅顶层次(额顶枕区和颞区浅层)

此处仅讲解对额顶枕区和颞区浅层的解剖,颞区深层整合于面侧深区介绍。

1. 切口和翻皮

自颅顶中央做一正中矢状皮肤切口,向后达枕外隆突,向前下延伸至面部直至下颌正中联合处。自颅顶中央将颅顶皮肤向外下翻开。查证颅顶部皮肤借浅筋膜内的结缔组织束与帽状腱膜紧密连结,不易剥离。

2. 浅筋膜及其结构

①在前额找出滑车上神经和血管、眶上神经和血管,以及颅顶肌的额腹,向上追踪修洁

直到颅顶腱膜的前部。

②向上追踪面神经颞支,同时修洁筋膜前部。

③向上追踪颞浅血管和耳颞神经,修洁颞筋膜。

④在耳郭后面,追踪并修洁耳大神经、枕小神经、耳后血管、耳后神经和耳后肌。

⑤将尸体翻转,面部朝下。在枕外隆凸处的浅筋膜中找出由颈部上升的第 3 颈神经末支。在距枕外隆凸外侧 2.5 cm 处切开浅筋膜,找出枕动脉和枕大神经,追踪至颅顶。

⑥按上述颅部皮肤切口,自颅顶中央将颅顶浅筋膜切开,翻向外下。注意保留浅筋膜内的血管和神经,其深面即为帽状腱膜。

3.解剖、观察帽状腱膜

从上向下观察、修洁帽状腱膜,在这一过程中可发现帽状腱膜向前连枕额肌的额腹,向后连至枕腹。

4.剖查腱膜下间隙

沿上述切口,切开帽状腱膜,将刀柄插入腱膜下疏松结缔组织中,将腱膜与颅骨外膜分开,同时探查腱膜下间隙的范围,从而分清颅顶软组织的 5 层结构(颞区深层次见面侧深区解剖)。

5.解剖观察颅骨外膜

沿上述切口用刀尖垂直切开颅骨外膜,将刀柄伸入骨膜下,做钝性分离,探查可见颅骨外膜与骨缝连接紧密,与骨面连接疏松,易于分离。

二、局部解剖知识与临床联系

(一)骨性标志

眉弓:位于眶上缘上方,男性的眉弓隆起较明显。眉弓对应于大脑额叶的下缘,其内侧份的深面有额窦。

颧弓:位于外耳门前方的水平线上。颧弓上缘,相当于大脑额叶前端下缘。颧弓下缘与下颌切迹之间的半月形中点,为咬肌神经封闭和上下颌神经麻醉的进针点。

乳突:是位于耳郭后下方的锥形突起,内藏乳突小房,其根部的前内方有茎乳孔,面神经由此出颅。在乳突后半部的内面有乙状窦沟。行乳突根治术时,应注意勿伤及面神经和乙状窦。

前囟点:为冠状缝与矢状缝的相交点,故又名冠矢点。新生儿的颅骨因骨化尚未完成,前囟点仍为结缔组织膜性连接,呈菱形,称为前囟,一般在 1~2 岁时闭合。

人字点:为矢状缝后端与人字缝的相交点。有的人此处呈一线性凹陷,可以触知。新生儿的后囟即位于此处。后囟一般较前囟小,呈三角形,新生儿出生 3~6 月即闭合。

枕外隆凸:为枕部向后最突出的隆起,幼儿不明显。枕外隆凸深部有窦汇,隆凸的两侧相当于大脑枕叶后极处。

上项线:为枕外隆凸向两侧延伸至乳突的骨嵴,内面与横窦平齐。

翼点:为额骨、顶骨、颞骨和蝶骨大翼的汇合处,位于颧弓中点上方约二横指(约 3.8 cm)处,多呈"H"形。

临床联系

翼点为颅骨的薄弱处,其内面有脑膜中动脉前支通过。此处受暴力打击时,易发生骨折,并常伴有脑膜中动脉撕裂出血,形成硬膜外血肿。

(二)颅顶软组织层次

额顶枕区由浅入深可分为皮肤、浅筋膜、帽状腱膜及枕额肌、腱膜下疏松结缔组织、颅骨外膜五层。其中,浅部三层紧密连接,难以将其各自分开,常将此三层合称为"头皮"。深部两层连接疏松,较易分离。

(1)皮肤 厚而致密,含有大量毛囊、汗腺、皮脂腺,为疖肿和皮脂腺囊肿的好发部位。皮肤含有丰富的血管和淋巴管,外伤时易致大量出血,但创口愈合较快。

(2)浅筋膜 主要由致密的结缔组织和脂肪组织构成,并由纤维束形成小梁,紧密连接皮肤与帽状腱膜,构成许多小格,其内有血管、神经穿行。浅筋膜内的血管、神经由四周基底部向颅顶集中,其分支吻合广泛,主干可分为前组、后组、外侧组三组。

前组:又包括内侧组和外侧组。内侧组距正中线约 2 cm,有滑车上血管、神经。外侧组距正中线约 2.5 cm,有眶上血管、神经。

后组:枕血管、枕大神经分布于枕部。

外侧组:分耳前组和耳后组,在颞区叙述。

(3)帽状腱膜及枕额肌 位于颅顶,帽状腱膜的前、后分别与枕额肌的额腹、枕腹相连,两侧逐渐变薄续于颞筋膜。帽状腱膜坚韧而厚实,并与皮肤和浅筋膜紧密相连。

头皮外伤时,若帽状腱膜同时损伤,由于枕额肌的牵拉则伤口裂开,尤以横向伤口为甚。因此,缝合头皮时一定要将此层严密缝合,以减少皮肤张力,既有利于伤口愈合,又有利于止血。

（4）腱膜下疏松结缔组织 又称腱膜下间隙,由薄层疏松结缔组织构成,连于头皮和颅骨外膜之间。

（5）颅骨外膜 薄而致密,在骨缝处粘连紧密。

临床联系

额顶枕区颅顶软组织不同层次发生血肿或脓肿的特点有所不同。

（1）浅筋膜层血肿或脓肿 感染时渗出物不易扩散,局限于小格内,早期即压迫末梢神经引起剧痛。小格内的血管多被结缔组织固定,创伤时血管不能收缩闭合,故出血较多,常需压迫或缝合止血。

（2）腱膜下疏松结缔组织血肿或脓肿 此间隙范围广,前至眶上缘,后达上项线。头皮借此层与颅骨外膜疏松相连,故移动性大,开颅时可经此间隙将皮瓣游离后翻起,头皮撕脱伤多沿此层分离。该间隙出血易广泛蔓延,形成较大的血肿。其中的静脉借导血管、板障静脉与颅内静脉窦相交通。如发生感染,炎症可经上述途径行颅内扩散蔓延,因此,该层被认为是颅顶部的"危险区"。

（3）颅骨外膜下血肿或脓肿 血肿或脓肿常局限在一块颅骨的范围内。

第二节　面部的解剖

一、实验步骤与方法

(一)尸体放置

尸体仰卧位放置,头部垫高。

(二)确认体表标志

在尸体上触摸确认以下体表标志。

眶上孔(或眶上切迹):位于眶上缘的内、中 1/3 相交处。

眶下孔:位于眶下缘中点的下方约 0.8 cm 处。

颏孔:约位于下颌第 2 前磨牙根的下方,下颌体上下缘连线中点或稍上方,距正中线 2 ~ 3 cm。眶上孔、眶下孔和颏孔三者之间的连线,一般为一条直线。

下颌角:下颌体下缘与下颌支后缘相交处。

耳屏:位于耳甲腔前方。

髁突:位于颧弓下方,耳屏的前方。

(三)切口

①自颅顶正中做矢状切口,向前下延伸至面部直至下颌正中联合处。

②自鼻根绕过眼裂至耳郭根部做一横切口至耳郭根部处,勿与上述切口连通。

③沿眼睑缘、唇红缘、鼻孔周缘各做一环形切口。

④自下颌正中联合处,沿下颌体下缘、下颌角至乳突做一横切口。

(四)解剖面部浅层

1.解剖表情肌

由中线向两侧翻开面部皮肤,辨认表情肌。表情肌位于浅筋膜内,大多起自面颅诸骨,止于皮肤。表情肌有的肌纤维菲薄色浅,应与皮下组织分清。围绕眼、口周围的环形肌,分别为眼轮匝肌和口轮匝肌,位于前额的纵行肌纤维为枕额肌的额腹。在口周围除环形肌纤维外,尚有与环形肌纤维交织的辐射状纤维,如眶、鼻、上唇之间的提上唇肌,口角外侧深部的颊肌及口角外下方的降口角肌等。以上诸肌略加辨认,稍加修洁。

2.解剖腮腺咬肌区

(1)寻认腮腺及腮腺管　在咬肌后缘浅面、颧弓下方确认腮腺,其表面覆有一层结缔组织膜,为腮腺咬肌筋膜。将该筋膜切剥一小块,即可见深面的腮腺,仔细观察该筋膜;然后将腮腺表面的筋膜剥除,暴露腮腺(剥除时,可见此层筋膜较致密,与腺体连接紧密,并向腺体伸入小隔分腺体为若干小叶)。腮腺表面有耳大神经(颈丛的皮神经之一,几乎垂直向上走向耳垂,观察后保留并翻向下方)和腮腺浅淋巴结(不必强求寻找),修洁腮腺时,勿损伤自腮腺周缘穿出的神经、血管。在腮腺前缘,平颧弓下约 1 cm 处,寻认经过咬肌表面的腮腺管,追踪其至咬肌前缘,见其呈直角折转穿颊肌为止。沿腮腺管上、下方观察有无副腮腺。

(2)解剖自腮腺周缘穿出的神经、血管

①在腮腺上缘近耳根处,寻找穿腮腺而出的颞浅动脉和颞浅静脉,追踪颞浅动脉的顶、额两支的终支;在血管后方找出耳颞神经,在血管前方追踪自腮腺前上缘穿出的面神经颞支。

②在颧弓与腮腺管之间,找出并追踪细小的面横动脉和面神经的颧支。

③在腮腺前缘处,沿腮腺管的下方,找出并追踪面神经的颊支。

④在腮腺前下缘,找出并追踪沿下颌骨体下缘走行,跨面血管浅面的面神经下颌缘支。

⑤找出从腮腺下端穿出的面神经的颈支。

(3)解剖并观察面神经、颈外动脉和下颌后静脉　于咬肌前缘处切断腮腺管,沿面神经各分支,分别向腮腺实质内追踪,剥去腮腺浅部,可见面神经各支交织成丛,顺面神经各分支追至面神经两干(颞面干和颈面干);边修洁边除去腺叶,向后追两干至面神经主干,直至面神经出茎乳孔处,此处可见耳后动脉循二腹肌后腹上缘往后上,横过面神经浅面或深面至外耳道后方。寻找在面神经出茎乳孔后,进入腮腺之前发出的分支,即耳后神经及分布到二腹肌后腹和茎突舌骨肌的肌支。

下颌后静脉在腮腺实质内,由颞浅静脉和上颌静脉合成,一般在面神经深面朝下颌角下行,出腮腺后分为前、后两支。前支与面静脉合成面总静脉,后支与耳后静脉合成颈外静脉

（见颈部解剖）。分离静脉的深面,可见颈外动脉向上、向后外斜行,到下颌颈的高度,分为颞浅动脉、上颌动脉。修洁穿经腮腺内的颞浅血管及耳颞神经,并注意颞浅动脉的起始部发出的面横动脉,向前横行于颧弓和腮腺管之间。

3. 解剖面动、静脉

在下颌骨下缘与咬肌前缘相交处,寻认面动脉及位于动脉后外方的面静脉,并向内上方追踪,可见其经口角、鼻翼外侧延续为内眦血管为止。面动脉在口角的外下方,发出下唇动脉,平口角又发出上唇动脉,分别向内行于相应唇的深部,且与对侧同名动脉相吻合。面静脉位于动脉后外方,行径较直,位置较浅,其属支大致与动脉的分支相同。值得注意的是,面静脉在颊肌表面附近有一与翼静脉丛相交通的属支即面深静脉汇入,试寻认之。

4. 解剖三叉神经的皮支及其伴行的血管

①在眶上缘内侧部的上方,找出穿枕额肌额腹而出的眶上神经和血管。向下追踪该神经至眶上孔,向上尽可能地追踪至颅顶皮肤。于眶上神经和血管的内侧寻找滑车上神经(详见额顶枕区解剖)。

②翻起眼轮匝肌的下内侧部分及提上唇肌,找出穿眶下孔而出的眶下神经及其伴行血管。

③在口角处向下翻开降口角肌,在其深面寻认穿颏孔而出的颏神经及其伴行血管。

二、局部解剖知识与临床联系

(一)表面解剖

眶上孔:或为眶上切迹,位于眶上缘的内、中 1/3 相交处,距正中线约 2.5 cm,有眶上血管和神经穿过。

眶下孔:眶下孔位于眶下缘中点的下方约 0.8 cm 处,眶下血管及神经由此穿出,眶下神经阻滞麻醉在此处进行。

颏孔:颏孔约位于下颌第 2 前磨牙根的下方,下颌体上缘、下颌体下缘连线中点或稍上方,距正中线 2~3 cm,颏血管及神经由此孔通过。颏孔为颏神经麻醉的穿刺部位。

眶上孔(切迹)、眶下孔和颏孔三者之间的连线,一般为一条直线。

下颌角:位于下颌体下缘与下颌支后缘相交处。

耳屏:位于耳甲腔前方的扁平突起。在耳屏前上方约 1 cm 处可触及颞浅动脉的搏动。耳屏前方也可以检查颞下颌关节的活动情况。

髁突:位于颧弓下方,耳屏的前方。在张口、闭口运动时,可触及髁突向前、向后滑动,若髁突滑动受限,将导致张口困难。

（二）面部浅层结构

1. 皮肤、浅筋膜和表情肌

面部皮肤富于弹性,含有较多皮脂腺、汗腺和毛囊,血供丰富,好发疖肿。

颊脂体:颊部脂肪聚成的团块。

面肌:属皮肌,又称表情肌。起自面颅诸骨或筋膜,止于皮肤。由面神经支配。

2. 面部浅层的血管、淋巴引流及神经

（1）面部浅层的动脉

面动脉:在颈动脉三角内,于舌骨大角稍上方发自颈外动脉,经二腹肌后腹深面,又行于下颌下腺深面,至咬肌前缘处,绕下颌体下缘,斜向前上,经口角、鼻翼外侧至内眦,改称内眦动脉。

颞浅动脉:为颈外动脉终支之一,在腮腺深部发出。该动脉在颧弓下方发出面横动脉,在耳前经颧弓根部表面上升,于颧弓上方分为额、顶两支,营养额部、颞部及顶部的皮肤和肌肉。

眶下动脉:为上颌动脉的分支,伴同名静脉和神经出眶下孔。

颏动脉:为上颌动脉的分支,下牙槽动脉的延续,伴同名静脉及神经出颏孔。

（2）面部浅层的静脉

面部浅层的静脉多数与同名动脉伴行。面静脉起自内眦静脉,伴行于面动脉后方,至下颌角下方与下颌后静脉前支汇合,穿深筋膜,注入颈内静脉。面静脉收集面动脉所分布区域的静脉血。

（3）面部淋巴回流

头面部淋巴回流途径中的淋巴结,大部分位于头、颈结合部,呈环状排列收纳头面部的浅淋巴管、深淋巴管。

枕淋巴结:位于枕部皮下,斜方肌起始处,收集颅顶后半部的淋巴。

乳突淋巴结:位于乳突表面,收集耳后部的淋巴。

腮腺淋巴结:位于腮腺表面和实质内,收纳颅顶前半部、耳郭外面、外耳道、鼓膜及腮腺的淋巴。

此外,眼、鼻、颊、牙、牙龈、舌以及舌下腺的淋巴管,注入位于下颌下三角的下颌下淋巴结;颏下部、下唇及舌尖部的淋巴管注入颏下淋巴结。以上各群淋巴结的输出管直接或间接注入深淋巴结。

（4）面部神经

①三叉神经于颅内分眼神经、上颌神经及下颌神经三支,分别经眶上裂、圆孔、卵圆孔出

颅后进入眶、翼腭窝及颞下窝。三条神经的感觉纤维主要分布于面部皮肤、口腔、鼻腔、鼻旁窦的黏膜及牙、脑膜等处。运动支主要支配咀嚼肌,面部各分支分布区以眼裂和口裂为界。

眶上神经:为眼神经分出的额神经的分支,与同名血管伴行,由眶上切迹或孔穿出至皮下,分布于额部皮肤。

眶下神经:为上颌神经终支,与同名血管伴行,穿出眶下孔,分布于下眼睑、鼻背外侧和上唇皮肤等。

耳颞神经、颊神经和颏神经:以上三条神经皆为下颌神经的分支,分布于颞部、耳郭、颊部、口角、下颌部及下唇皮肤。

②面神经:自茎乳孔出颅,向前穿入腮腺,先分为上下两干,再各分为数支并相互交织成丛,最后呈扇形分出颞支、颧支、颊支、下颌缘支和颈支,支配表情肌的运动。

(三)面侧区

面侧区为位于颧弓、鼻唇沟、下颌骨下缘与胸锁乳突肌上份前缘之间的区域,包括颊区、腮腺咬肌区和面侧深区。

(四)腮腺咬肌区

腮腺咬肌区主要结构为腮腺、咬肌以及相关的血管、神经等。其边界前界为咬肌前缘,后界为乳突、二腹肌后腹上缘及胸锁乳突肌上份前缘,上界为颧弓及外耳道,下界为下颌骨下缘。结构由浅入深大致为皮肤、浅筋膜、浅层的血管和神经、腮腺咬肌筋膜、腮腺浅部、穿行腮腺浅、深部之间的血管和神经、咬肌、下颌支、腮腺深部等。

1. 腮腺

腮腺位于面侧区,略呈锥体形,底向外侧,尖向内侧。分为浅、深两部,常以下颌骨后缘或穿过腮腺的面神经丛作为两部的分界。腮腺上邻颧弓、外耳道和颞下颌关节,下平下颌角,前邻咬肌、下颌支和翼内肌后缘,浅部向前延伸至咬肌后份浅面,后邻乳突前缘及胸锁乳突肌上份前缘,深部位于下颌后窝内及下颌支的深面。腮腺深面与茎突诸肌、颈内血管和后四对脑神经相邻,这些结构共同组成"腮腺床"。

腮腺鞘由腮腺咬肌筋膜的浅、深两层包被腮腺而成。有纤维小隔深入腺实质,将腺体分为许多小叶。鞘的浅层致密,深部疏松。

腮腺管由浅部前缘深面发出,在距颧弓下一横指处横向前,行于咬肌表面,至咬肌前缘急转向内,穿过颊肌,开口于与上颌第 2 磨牙相对的颊黏膜上。开口处的黏膜隆起,称腮腺乳头。与腮腺导管伴行的有面神经颊支及面横血管。

腮腺淋巴结位于腮腺表面(浅淋巴结)和腺实质内(深淋巴结)。

穿经腮腺的血管、神经众多,其中纵行的有颈外动脉、颞浅血管、下颌后静脉、耳颞神经。横行的有上颌血管、面横血管、面神经及其分支。由浅入深依次为面神经及其分支、下颌后静脉、颈外动脉及耳颞神经。

2. 咬肌

咬肌起自颧弓下缘及其深面,止于下颌支外侧面和咬肌粗隆。后上部为腮腺覆盖,表面覆以咬肌筋膜,浅面有面横动脉、腮腺管、面神经的颊支和下颌缘支横过。

3. 颞下颌关节

颞下颌关节由下颌骨的下颌头与颞骨的下颌窝及关节结节构成,属联合关节。关节囊的前份较薄弱,故关节易向前脱位。

临床联系

面部危险三角:口角平面以上的一段面静脉常无瓣膜,且面静脉借眼静脉、面深静脉和翼静脉丛与颅内海绵窦相交通。故面静脉所经过的鼻根与左右侧口角之间的三角区感染时,通过上述途径,可逆行蔓延至颅内而导致海绵窦血栓或颅内感染,因此,称此区为面部"危险三角"。

针对面神经的面部除皱纹美容:面神经支配面部表情肌,表情肌的收缩使面部形成自然的皮纹。年轻时,皮肤弹性好,皮下组织内弹性纤维丰富,脂肪填充饱满,因此皮肤光滑饱满、弹性良好无皱褶。随着年龄的增长,皮肤及皮下弹性纤维量减少,皮肤变得松弛,中年后在表情肌的收缩下皮肤明显皱缩形成额纹及鱼尾纹等。临床上可以采用肉毒素注射损坏部分面神经纤维来减轻表情肌紧张度,从而消除面部皮肤皱褶,达到美容效果。

颊脂肪垫切除术:颊部饱满的圆脸个体,局部轮廓和周围的界限不清,影响面容。部分个体颊部局部饱满是由于颊脂肪垫过度充盈导致。手术去除部分颊脂肪垫,可以达到美容效果。通常经口腔手术,于第1、2磨牙相对的黏膜做长2.5 cm的切口,在腮腺导管开口下约1 cm处切开颊黏膜,暴露颊脂肪垫,用血管钳朝向耳根做钝性分离,此时颊脂肪垫易于突向切口处。打开包膜,用手指在口腔外颊间隙处压迫,颊脂肪垫就会自动经切口脱出,然后钳夹、切除和电凝。手术时注意:避免损伤口腔黏膜;只将脱出的脂肪切除,防止对重要的结构造成损伤和将脂肪切除过多。颊脂肪垫切除术一般采取两侧等量切除,如术前判断有明显的两侧充盈程度不同,可做不等量切除。

第三节　颞区和面侧深区的解剖

一、实验步骤与方法

(一)尸体放置

尸体仰卧位放置,头部垫高。

(二)解剖颞筋膜

在前述追踪颞浅动脉两终支及耳颞神经的基础上,观察并解剖颞筋膜(即覆盖颞肌的颞深筋膜),修洁该筋膜表面的组织。在颧弓中点上方纵切颞筋膜,可见其下部分为两层,浅层附着于颧弓上缘,深层在颧弓深面与咬肌深面的筋膜相续,两层之间有脂肪组织。沿颧弓上缘切断浅层筋膜,用刀柄检查深层筋膜延续情况。

(三)修洁咬肌并锯断颧弓

除去咬肌表面的腮腺咬肌筋膜以及残余的腮腺组织,观察咬肌的起止和纤维走行方向并修洁之。在颧弓上缘最前端至颧颞缝下端的连线上和紧靠关节结节之前将颧弓锯断,然后将咬肌带颧弓边剥离边掀起翻向下。掀起咬肌的同时应注意寻认经下颌切迹进入咬肌深面的咬肌神经、血管。将此神经、血管连同小部分咬肌组织切断,然后将咬肌连同下颌支骨膜一并掀起,翻至下颌角处。咬肌和下颌支骨膜之间的间隙,即咬肌间隙。

(四)凿开下颌管,除去下颌支

用刀柄自下颌颈和下颌支后缘的深面插入,使下颌颈及下颌支与深面的软组织分离,将刀柄轻轻向下移动至有阻力处,此即下牙槽神经、血管进入下颌孔处,并借此粗略估计下颌管在下颌支内部的位置。在下颌管的后方与下颌管平行凿开下颌支外板,在骨松质中辨认下颌管,该管由骨密质形成,骨壁菲薄。然后用咬骨钳在翼外肌止点的下方咬断下颌颈,并逐步去掉下颌支内、外板的骨片,但在下颌孔、下颌管附近要注意保护血管、神经和肌组织,以免误伤这些结构,最后在下颌支和下颌体交界处,修整骨的断端。至此,即可显露位于翼颌间隙内的下牙槽血管、下牙槽神经以及由后者发出的下颌舌骨肌支,寻认并修洁这些结构。

(五)翻起颞肌及解剖颞窝

检查颞肌的起止,尤其是其止腱附着情况。在颞肌前下部的深面找出由下颌神经发出的向前下方行进的颊神经。若该神经穿过颞肌,则须将其与颞肌分离并加以保护。然后自下颌切迹中点至下颌支前缘与下颌体交界处斜断冠突,将冠突连同颞肌一起边剥离边翻向上方。翻转颞肌时,宜先自颞肌后部,用刀柄使其与颞窝下部的骨面分离,再向前分清层次逐步翻起。此时应寻认颞深血管和神经,它们先行于骨面和颞肌之间,继而进入颞肌。

(六)解剖颞下间隙

1.解剖翼静脉丛及翼内、外肌

当下颌支除去后,首先见到翼静脉丛的浅部,位于翼内肌、翼外肌的表面。翼静脉丛向后下汇成上颌静脉,伴随同名动脉经下颌颈深面与颞浅静脉汇合成下颌后静脉;向前借面深静脉连于面静脉。可边观察边除去此丛,仅留上颌静脉。修洁翼内肌、翼外肌,观察两肌的位置、纤维走行及附着部位,分清翼外肌的上、下二头(修洁肌肉时注意保护血管和神经)。

2.解剖并修洁上颌动脉及其分支

上颌动脉在下颌颈处自颈外动脉发出后,经下颌颈深面前行,经颞下窝至翼腭窝,全长共分三段。第一段,自起点至翼外肌下缘之间的部分,其主要分支为脑膜中动脉和下牙槽动脉。追踪脑膜中动脉上行至翼外肌深面。下牙槽动脉则与同名神经相伴行,向前下经翼内肌表面进入下颌管。第二段位于翼外肌浅面或其深面的部分,其分支均为营养咀嚼肌的肌支。第三段位于翼腭窝内的部分,其分支在窝内发出,位置甚深,不必深追。

3.寻认、修洁下颌神经的分支

下颌神经的分支与翼外肌关系密切。首先从下颌孔处,向上追踪下牙槽神经和下牙槽血管至翼外肌下缘处,可见下牙槽神经在进入下颌孔的稍上方,发出细小的下颌舌骨肌支。在下牙槽神经的前方,翼内肌表面的脂肪组织内找出舌神经,向下追踪至舌骨舌肌表面,同时向上、向下追踪颊神经分别到翼外肌两头之间和颊肌表面。追踪颞深神经、咬肌神经到翼外肌上缘处。

(七)追踪脑膜中动脉及鼓索

切开颞下颌关节囊的上部,再切除一部分位于囊内的关节盘,观察颞下颌关节下部的关节腔。注意追踪修洁耳颞神经的同时,游离下颌头。将翼外肌连带下颌头翻向前,向上追踪脑膜中动脉至棘孔处,并观察两根耳颞神经包绕动脉的情况。在脑膜中动脉的内侧,寻认斜向前下方以锐角并入舌神经的鼓索。

(八)寻认下颌下神经节

在舌骨舌肌表面,舌神经和下颌下腺之间,寻找与二者相连的下颌下神经节。

二、局部解剖知识与临床联系

(一)面侧深区

1.境界

面侧深区顶自蝶骨大翼的颞下面,底至平下颌骨下缘,前壁达上颌骨体后面,后壁至腮腺深部,外侧壁至下颌支,内侧壁至翼突外侧板和咽侧壁。

2.构成

(1)翼内肌和翼外肌　翼内肌位于颞下窝的下内侧部,翼外肌位于上外侧部。

翼内肌:起自翼窝,斜向外下,止于下颌支内侧面的翼肌粗隆。

翼外肌:有两头,上头起自蝶骨大翼的颞下面,下头起自翼突外侧板的外面。两束均斜向外后方,止于下颌颈前面的翼肌凹。

(2)翼丛　位于颞下窝内,在翼内、外肌和颞肌之间,并围绕在上颌动脉周围,收纳与上颌动脉分支伴行的静脉,最后汇合成上颌静脉,回流到下颌后静脉。翼静脉丛与颅内静脉、颅外静脉之间均有交通。

(3)上颌动脉　上颌动脉是颈外动脉的终支之一,平下颌颈高度起于颈外动脉,横行向前,经下颌颈深面入颞下窝,行经翼外肌的浅面或深面,经翼上颌裂入翼腭窝。上颌动脉以翼外肌为标志,可分为三段。

第一段:自起点至翼外肌下缘的一段。主要分支为下牙槽动脉、脑膜中动脉。

①下牙槽动脉与同名静脉及神经经下颌孔入下颌管,在下颌管内分支至下颌骨、下颌牙齿及牙龈,终支出颏孔为颏动脉,分布于颏部及下唇。

②脑膜中动脉发出后上行于翼外肌深面,穿耳颞神经两根之间,经棘孔入颅,供应硬脑膜。

第二段:位于翼外肌浅面或深面的一段,其分支主要分布于咀嚼肌。

第三段:为从翼外肌上缘进入翼腭窝的一段。该段分支有上牙槽后动脉和眶下动脉。

①上牙槽后动脉分布于上颌窦、上颌后份的牙槽突、牙、牙龈等。

②眶下动脉经眶下裂入眶,再经眶下沟、眶下管出眶下孔至面部,分布于邻近结构。该动脉经眶下管时,发出上牙槽前动脉,供应上颌切牙、尖牙和上颌窦的黏膜。此外,第3段还发出腭降动脉分布于口腔,蝶腭动脉分布于鼻腔等。

(4)下颌神经　颞下窝的神经几乎都是三叉神经下颌神经的分支,为混合性神经。下颌神经自卵圆孔出颅腔至颞下窝,其肌支主要支配咀嚼肌,感觉支可分为:耳颞神经、舌神经、下牙槽神经和颊神经。

①耳颞神经以两根起于卵圆孔下方的神经干上,其间夹脑膜中动脉。以后两根重新合成一干,穿入腮腺实质内,于腮腺上缘处浅出,分布于耳郭前部、外耳道及颞区皮肤。

②舌神经略呈弓形在翼外肌深面下降,沿舌骨舌肌浅面,下颌舌骨肌深面至口底,分布于下颌舌侧牙龈、下颌下腺、舌下腺、舌前2/3及口底的黏膜,司一般黏膜感觉。来自鼓索(面神经分支)的味觉纤维,也经舌神经分布于舌黏膜,司舌前2/3的味觉。

③下牙槽神经于舌神经后方,沿翼外肌内面下行,经下颌孔入下颌管,在下颌管内分支至下颌牙齿及牙龈。下牙槽神经终支出颏孔,称颏神经,分布于颏部及下唇的皮肤和黏膜。

④颊神经分布于颊部皮肤、黏膜及下颌齿龈的颊侧面。

(5)上颌神经　为三叉神经第2支,经圆孔入翼腭窝,再经眶下裂入眶,续为眶下神经。其主要分支有颧神经、翼腭神经(神经节支)以及上牙槽神经。

3.咀嚼肌与面侧区深部血管、神经的关系

翼外肌下缘由前向后,有舌神经、下牙槽神经自该肌的深面穿出。该肌浅面有上颌动脉主干经过。

翼外肌深面有舌神经、下牙槽神经、耳颞神经、鼓索、脑膜中动脉穿过。

翼外肌上缘有颞深前、后神经穿出,并有同名血管伴行至颞肌。

此外还有咬肌神经,伴同名血管经下颌切迹至咬肌。翼外肌两头之间有颊神经穿出,伴同名血管至颊部皮肤和黏膜。翼内肌表面有舌神经、下牙槽神经、腮腺深部等结构。

(二)面侧区的间隙

面侧区的间隙位于颅底与上、下颌骨之间,是散在于骨、肌肉与筋膜之间的间隙,彼此相通。

1.咬肌间隙

咬肌间隙位于咬肌深部与下颌支上部之间。牙源性感染可扩散至此间隙,成为临床上常见的颌周围间隙感染。此部感染可向前扩散至颊间隙;向上绕过下颌切迹,扩散至翼颌间隙和颞下窝;经颧弓深面扩散至颞窝。

2. 翼下颌间隙

翼下颌间隙位于翼内肌与下颌支之间。可与颞下间隙、下颌后窝和咽外侧间隙的疏松结缔组织相连。当牙源性感染时,可扩散至此间隙,并进一步扩散至颞下窝、下颌后窝、翼腭窝和咽外侧间隙等。

3. 颞下间隙

颞下间隙位于颞下窝内,上界为蝶骨大翼的颞下面,下界为翼外肌的下缘,前界为上颌骨的后外侧面,后界为茎突及附着于茎突的肌肉,内侧界为蝶骨翼突外侧板及咽侧壁,外侧界为颞肌下份和下颌支上部的内面。该间隙的下部是翼颌间隙,二者以翼外肌下缘为界。间隙内有上颌动脉及其分支、三叉神经第 3 支和翼丛。间隙中的结缔组织随神经、血管延伸至邻近间隙,因此,颞下间隙同颞间隙、咽旁间隙及颊间隙广泛交通,并借眶下裂通眶,借卵圆孔、棘孔通颅腔,借翼丛连海绵窦。由于颞下间隙位于颌面部诸间隙的中央,一旦感染易累及周围各间隙,引起继发性的多间隙感染。

(三)颞区

1. 境界

颞区包括颅顶两侧,介于上颞线与颧弓上缘之间。

2. 层次

颞区可分为 5 层,由浅入深依次为皮肤、浅筋膜、颞筋膜、颞肌、颅骨外膜。

(1)皮肤　较薄而移动性大,手术时易于缝合,愈合后瘢痕不明显。

(2)浅筋膜　脂肪组织少,血管、神经分耳前组和耳后组。

耳前组:有颞浅血管和耳颞神经,三者伴行,出腮腺上缘,越颧弓至颞区。耳颞神经是三叉神经第 3 支下颌神经的分支之一,可在耳轮脚前方进行阻滞麻醉。

耳后组:有耳后血管和枕小神经,分布于耳郭后部。

(3)颞筋膜　上方附着于上颞线,向下于颧弓上方分为深、浅两层,分别附着于颧弓的内、外面。两层之间夹有脂肪组织,颞中血管由此经过。颞筋膜致密坚韧,可作为骨膜修补的材料。

(4)颞肌　呈扇形,起自颞窝和颞筋膜深面,肌束经颧弓深面,止于下颌骨的冠突。

(5)颅外骨膜　较薄,紧贴于颞骨表面,很少发生骨膜下血肿。

3. 颞间隙

颞间隙有颞浅间隙与颞深间隙之分,筋膜与颞肌之间是颞浅间隙,颞肌与颞鳞部骨膜之间是颞深间隙。间隙内皆充满疏松结缔组织,可借其周围的脂肪、神经、血管与其邻近的间隙相通连。

临床联系

开颅减压术：开颅减压手术切除部分颞骨鳞部后，颞肌和颞筋膜足以保护脑膜和膨出的脑，故颞区为开颅减压术常采用的开颅部位。

太阳穴：中医指的太阳穴即解剖学上的颞区。太阳穴的位置是颅顶骨、额骨、蝶骨及颞骨的交汇之处，称为"翼点"或"翼缝"。此处是颅骨骨板最薄且骨质最脆弱的部位。太阳穴遭暴力打击，不仅可以因颅骨颞鳞部骨折损伤脑膜中动脉，而且常常可以在颅骨完整的情况下损伤脑膜中动脉、脑膜中静脉，在颅中窝基底部形成硬膜外血肿。脑膜中动脉破裂形成血肿，不仅十分迅速，而且后果极为严重。

颞间隙感染及扩散途径：颞间隙感染多继发于颌骨骨髓炎及颌周间隙感染之后。因颞间隙与颌周间隙相毗邻，结合其解剖学特点，故易导致牙源性感染进入该间隙。而牙源性感染进入该间隙的途径有以下三条。

①感染经咬肌间隙向上，越过咬肌筋膜所附着的颧弓与颞间隙交通，也可通过颞肌在下颌支前缘的附着部直接进入颞肌下。

②感染经颊间隙进入颞下间隙，在此途径中，颊脂肪垫对感染的传播具有重要意义，颊间隙化脓性病变经颊脂肪垫向上，可通颞下窝或颞下间隙再到达颞间隙。

③感染经翼颌间隙进入颞下间隙，因翼颌间隙与颞下间隙是彼此通连的，其间并无明显隔障。间隙感染后，由于颞肌坚厚，颞筋膜致密，颞深部的脓肿难以自行破溃，而积存在颞骨的表面，容易压迫骨皮质，引起骨皮质坏死，导致骨髓炎。颞骨鳞部的骨质是颅骨中最薄弱的部分，其内、外骨板之间板障甚少，因此感染可直接由此向颅内扩散，或通过脑膜血管并发颅内感染，感染也可经颞下窝与翼腭窝，循颅底的孔裂而进入颅内。

第四节 颅腔的解剖（研究生操作）

一、实验步骤与方法

(一)锯除颅盖

尸体仰卧,头下放置钢枕。从颞骨骨面上断离颞肌起点并除去该肌。通过眶上缘上方与枕外隆凸上方各1.5 cm处的平面,用刀做一环形切线。沿此线逐段锯开颅骨外板、板障和部分内板,深浅以勿伤及脑为度,将开颅器(或骨凿)插入骨缝内撬开并掀起颅盖,使颅盖与颅底完全断离。

(二)打开硬脑膜

沿上矢状窦两侧约0.5 cm处由前向后纵行切开硬脑膜,再沿上述切口中点向两侧呈冠状位切开硬脑膜至耳上方,勿伤及脑组织。将硬脑膜分作四片翻向外下方。在上矢状窦两侧切断注入上矢状窦的大脑上静脉。切断通过盲孔进入上矢状窦的鼻腔导血管,在鸡冠处切断大脑镰,并向后拉起。切断进入直窦的大脑大静脉。

(三)取脑

①将尸体头部移出解剖台一端,使头自然下垂,左手托住脑,右手插入额叶与颅前窝之间,将二者轻轻分开,用力不宜过猛,以免拉断嗅球和嗅束。看清嗅球和嗅束后,紧贴嗅球下面切断嗅丝。

②依次切断下列结构。

视神经:白色粗大,在靠近视神经管处断离。

颈内动脉:位于视神经外侧。

漏斗:位于视神经后方正中,连于下丘脑和垂体之间。

动眼神经:位于鞍背两侧。

滑车神经:位于动眼神经外侧,被小脑幕游离缘掩盖,用刀尖翻起此缘,即可见滑车神经。

三叉神经:位于滑车神经外下方。

③将脑向两侧轻推,从颅中窝两侧拉出颞叶的前端,再将脑向后拉起,可见到将大脑半球与小脑分开的小脑幕。

④托起枕叶,可观察到小脑幕切迹与蝶鞍围成一孔,中脑经过此孔向上连于间脑。沿直窦两侧切断小脑幕,再向两侧延伸,沿横窦沟和颞骨岩部上缘切断小脑幕的附着缘。切断注入直窦前端的大脑大静脉,将大脑镰与直窦一并拉向枕后。

⑤在颅后窝内于斜坡两侧切断展神经,紧靠颞骨岩部后面切断面神经和位听神经。

⑥用刀伸入脑底两侧,在颈静脉孔处依次切断舌咽神经、迷走神经和副神经,在延髓前方切断舌下神经。

⑦将刀伸向椎管,平枕骨大孔平面切断脊髓和左、右椎动脉。

⑧将小脑幕从枕叶与小脑之间抽出,整个脑即可从颅腔内取出。

(四)解剖观察硬脑膜

①查看脑膜中动脉的入颅位置、分叉高度以及脑膜动脉前、后支的行径。

②观察大脑镰、小脑幕、小脑镰和鞍膈位置和附着部位,验证小脑幕切迹与大脑叶及脑干的关系。

③纵行剖开上矢状窦全长,查看其内的蛛网膜粒。

(五)解剖颅底内面

1.颅前窝

仔细剔除筛板表面的硬脑膜,寻找细小的筛前神经及与其伴行的筛前动脉。

2.颅中窝

(1)剖查垂体　观察鞍膈,切开其前、后缘,可见围绕脑垂体前后的海绵间窦,其与海绵窦相通形成一环,勿用镊子夹漏斗,以免损伤。切除鞍膈,自前向后用刀柄将垂体挑出,仔细去除蛛网膜,分清前、后叶,后叶较小被前叶包绕。

(2)解剖海绵窦　紧贴垂体窝两侧纵行切开硬脑膜,寻找穿行于海绵窦内的颈内动脉和展神经,并追踪展神经至眶上裂。观察窦腔的特点,沿动眼神经、滑车神经切开海绵窦的外侧壁,并追踪二者到眶上裂。

(3)解剖岩大、小神经　小心翻起颞骨岩部前面的硬脑膜,找寻岩大、小神经,二者很细小,不要将其误认为结缔组织切除。

(4)剖查三叉神经节　沿三叉神经根的方向切开硬脑膜,暴露三叉神经根和三叉神经节。辨认三叉神经感觉根和运动根,清理修洁三叉神经的三大分支,其中眼神经和上颌神经穿行于海绵窦的外侧壁,眼神经入眶上裂,上颌神经入圆孔,而下颌神经入卵圆孔。

3.颅后窝

①自枕内隆凸处向两侧切开横窦,然后向下、向前切开乙状窦至颈静脉孔处,可见乳突导静脉开口于乙状窦后壁的中份。

②去除遮盖颈静脉孔的硬脑膜,不要损伤舌咽神经、迷走神经和副神经。找出终于颈静脉孔前份的岩下窦。

③基底窦位于斜坡上,剖开硬脑膜即可查看。

二、局部解剖知识与临床联系

(一)颅前窝

颅前窝容纳大脑半球额叶,前界为额鳞,后界为蝶骨小翼后缘。中部凹陷处为筛骨筛板,构成鼻腔项,前外侧部形成额窦和眶的顶部。

(二)颅中窝

颅中窝容纳大脑颞叶和脑垂体,前界为蝶骨小翼后缘,后界为颞骨岩部的上缘和鞍背。呈蝶形,可分为较小的中央部(鞍区)和两个较大的外侧部。

1.鞍区

鞍区位于蝶骨体上面,为蝶鞍及其周围区域,主要结构有垂体、垂体窝和海绵窦。

(1)垂体与垂体窝　垂体位于蝶骨体上面的垂体窝内,借漏斗连于第三脑室底的灰结节。垂体肿瘤时可突入第三脑室,引起脑脊液循环障碍,导致颅内压增高。垂体窝的前方为鞍结节,前外侧为视神经管,后方为鞍背,两侧为海绵窦,顶部为鞍膈。鞍膈的前上方有视交叉和视神经,垂体前叶肿瘤可将鞍膈前部推向上方,压迫视交叉,出现视野缺失。

(2)海绵窦　位于蝶鞍两侧,前达眶上裂内侧部,后至颞骨岩部尖端。海绵窦是一对重要的硬脑膜静脉窦,由硬脑膜两层间的腔隙构成。窦内有颈内动脉和展神经通过,颅底骨折时,除可伤及海绵窦外,也可伤及颈内动脉和展神经。在海绵窦的外侧壁内,自上而下有动眼神经、滑车神经、眼神经和上颌神经穿过,海绵窦的后端在颞骨岩部尖处,分别与岩上窦、岩下窦相连。

2.颅中窝外侧部

颅中窝外侧部容纳大脑颞叶。颅中窝前部的眶上裂有动眼神经、滑车神经、展神经、眼神经和眼上静脉穿行。颈动脉沟外侧，由前内向后外，依次为圆孔、卵圆孔和棘孔，分别有上颌神经、下颌神经与脑膜中动脉通过。颅中窝有许多孔、裂和管腔，为颅底薄弱处，是骨折好发部位，多发生于蝶骨中部和颞骨岩部。

(三)颅后窝

由颞骨岩部后面和枕骨内面构成，容纳延髓、脑桥和小脑。窝底中央有枕骨大孔，延髓在此孔平面续接脊髓，并有椎动脉、椎内静脉丛和副神经的脊髓根通过。枕骨大孔前外侧有舌下神经管内口和颈静脉孔两对孔，舌下神经经舌下神经管内口出颅，颈静脉孔有舌咽神经、迷走神经、副神经和颈内静脉通过。小脑幕为硬脑膜形成的一个水平位的拱形隔板，伸入大脑半球枕叶与小脑之间，并构成颅后窝的顶。小脑幕的后外侧缘附着于横窦沟和颞骨岩部上缘，前内侧缘凹陷游离，向前延伸附着于前床突，形成小脑幕切迹。小脑幕切迹与鞍背围成一卵圆形孔，环绕中脑。

临床联系

颅前窝骨折的临床表现：颅前窝骨折伤及筛板时，常伴有脑膜和鼻腔顶部黏膜撕裂，引起鼻出血或脑脊液鼻漏。若伤及嗅神经，可引起嗅觉障碍。

海绵窦综合征：海绵窦的外侧壁内，自上而下排列有动眼神经、滑车神经、眼神经与上颌神经。海绵窦一旦发生病变，可出现海绵窦综合征，表现为上述神经麻痹与神经痛，结膜充血以及水肿等症状。海绵窦的内侧壁上部与垂体相邻，垂体肿瘤可压迫窦内的动眼神经和展神经等，引起眼球运动障碍、眼睑下垂、瞳孔开大及眼球突出等。

海绵窦血栓形成及炎症蔓延：海绵窦的前端与眼静脉、翼丛、面静脉和鼻腔的静脉相交通，面部的化脓性感染可借上述通道扩散至海绵窦，引起海绵窦炎与血栓形成。海绵窦的内侧壁下部借薄的骨壁与蝶窦相邻，故蝶窦炎亦可引起海绵窦血栓形成。

海绵窦的后端在颞骨岩部尖端处，分别与岩上窦、岩下窦相连。岩上窦汇入横窦或乙状窦，岩下窦经颈静脉孔汇入颈内静脉。窦的后端与位于岩部尖端处的三叉神经节靠近。海绵窦向后还与枕骨斜坡上的基底静脉丛相连，后者向下续于椎内静脉丛。椎内静脉丛又与腹后壁的静脉相通，故腹膜后隙的感染可经此途径蔓延至颅内。

小脑幕切迹疝：小脑幕切迹疝，又称颞叶钩回疝，是由于幕上一侧的病变，使颞叶内侧的海马沟回向下移位，挤入小脑幕裂孔，压迫小脑幕切迹内的中脑、动眼神经、大脑后动脉和中脑导水管，由此产生一系列临床症状和体征。

第五章

颈部解剖

颈部介于头部和胸、背及上肢之间，前方正中有部分消化管、部分呼吸道及甲状腺等，两侧有纵行的大血管和神经；后部正中是脊柱的颈段；颈根部有胸膜顶和肺尖，以及斜行的神经血管束。颈部以斜方肌前缘为界，分为前方的固有颈部和后方的项部。固有颈部又借助胸锁乳突肌分为颈前区（胸锁乳突肌前缘之前的部分）、胸锁乳突肌区（胸锁乳突肌自身所在部分）及颈外侧区（胸锁乳突肌后缘之后，斜方肌前缘之前的区域）。明确颈部分区对于颈部脏器的定位、重要解剖结构体表投影的确定、手术入路选择及麻醉入路确定等都具有非常重要的临床意义。

第一节 颈部浅层的解剖

一、实验步骤与方法

(一)尸体放置

尸体仰卧位放置,垫高肩背部,使头部尽量后仰。

(二)确认体表标志

在尸体上触摸确认或复习以下体表标志。

下颌底:位于下颌骨体的下缘。

乳突:位于外耳门后方,颞骨岩部后份肥厚的突起。

颏下点:为颏部正中的最低点。

舌骨:位于颈前区口底的软组织内。

甲状软骨:位于舌骨下方。

环状软骨:位于甲状软骨下方。

颈动脉结节:即第6颈椎横突前结节,平环状软骨弓。

气管颈部:可在环状软骨下缘至胸骨颈静脉切迹之间触及。

颈静脉切迹:为胸骨柄上缘的凹陷。

胸骨上窝:位于胸骨颈静脉切迹上方的凹陷。

胸锁乳突肌:为颈侧区重要的肌性标志。

锁骨上窝:位于锁骨上方。

(三)皮肤切口

①沿颈前正中线做纵向切口,自下颌骨下缘中点至胸骨颈静脉切迹中点。

②自下颌骨下缘中点,向两侧沿下颌骨下缘,经耳垂根部,至乳突根部做横切口。

③自胸骨颈静脉切迹中点,向两侧沿锁骨上缘,向外侧至肩峰做横切口。

(四)颈部浅层结构解剖

1. 剥皮

从正中纵向切口的上端或下端提起皮片,向两侧逐渐剥离,翻至斜方肌前缘为止,显露颈阔肌。注意颈部皮肤较薄,应尽量做浅切口,剥皮时应将刀刃紧贴皮肤,以免损伤深层结构。

2. 解剖颈阔肌

观察颈阔肌的分布、起止点和肌纤维走向后,沿锁骨将其切断,向上翻起至下颌骨下缘。由于颈阔肌深面有颈丛皮支、面神经的颈支和下颌缘支、颈部的浅静脉和浅淋巴结,需保留这些结构,以便进入深层后追踪其起源或回流。故切断颈阔肌时,注意切口要浅,勿损伤其深面的神经和血管,剥离翻起颈阔肌时,切勿将深面的浅静脉和皮神经一起翻起。

3. 解剖颈前静脉

在颈前正中线两侧浅筋膜内,寻找并解剖出颈前静脉,向下追至其穿入深筋膜处。沿途可见颈前淋巴结,观察后清除之。

4. 解剖颈外静脉

在下颌角的后下方,从胸锁乳突肌表面分离出颈外静脉。静脉下端在锁骨上方穿入深筋膜。沿颈外静脉向下可见分布有颈外侧浅淋巴结,辨识观察后予以清除。

5. 解剖颈丛皮支

在胸锁乳突肌后缘中点处仔细分离,找出并修整颈丛各皮支。在胸锁乳突肌表面向上行向耳垂方向的是耳大神经;在胸锁乳突肌后缘行向后上的是枕小神经;横越胸锁乳突肌中部表面向前走行的是颈横神经;从胸锁乳突肌后缘中点向下分为3个分支的是锁骨上神经,该神经跨越锁骨内侧端、中份和外侧,分布于胸前外侧壁上部及三角肌前面区域。

6. 解剖面神经颈支

在下颌角稍下方寻找进入颈阔肌的面神经颈支。

7. 清除浅筋膜

保留上述浅静脉和皮神经,清除所有浅筋膜,显露深筋膜。

二、局部解剖知识与临床联系

(一)体表标志

1. 舌骨

舌骨位于颈前区口底的软组织内,其高度约平第 3 颈椎平面。体部居前,双侧大角向后方延伸,呈"U"形,舌骨上、下肌群多数肌肉附着于舌骨。

临床联系

颈部动脉定位:舌骨大角是寻找或结扎舌动脉的重要标志。此外,临床需要进行颈外动脉结扎时,常在此高度,于甲状腺上动脉与舌动脉之间实施结扎操作。

2. 甲状软骨

甲状软骨位于舌骨的下方,环状软骨的前上部。对于成年男性,甲状软骨上缘中部明显向前突出,形成喉结。在喉结上缘有甲状软骨切迹,可清楚触及。甲状软骨上缘是颈总动脉分叉高度的定位标志。

临床联系

喉癌侵犯甲状软骨的影像学变化:癌肿侵犯甲状软骨时,侵犯程度不同,声像图表现有一定的差异。侵犯轻微时,可呈现为甲状软骨板内侧面皮质线样强回声、欠光滑,软骨板轻度凹陷,连续性可呈现局部中断;中度侵犯时,软骨板连续性中断范围增大,内侧面皮质线样强回声,并出现明显凹陷,内部低回声区可见虫蚀样缺损;受侵严重时,可见甲状软骨发生突起、缺损,以致甲状软骨板完全失去其固有的形态特点。

3. 环状软骨

环状软骨位于甲状软骨的下方,其位置约平第 6 颈椎平面。环状软骨弓是喉与气管、咽与食管分界的标志,也可用于气管软骨环计数和甲状腺触诊的标志。环状软骨是喉软骨中唯一成环的软骨,对于喉腔空间的维持具有重要作用。

临床联系

环甲膜穿刺急救：甲状软骨下缘与环状软骨之间有属于弹性圆锥的环甲膜相连，在喉异物阻塞，导致紧急的呼吸困难或窒息时，可用粗针头自环甲膜刺入，或横行切开环甲膜，插管进入声门下腔，建立暂时气体通路，为后续抢救赢得时间，此操作为常用的抢救窒息的紧急措施。

4. 颈动脉结节

颈动脉结节即第 6 颈椎横突前结节，该结节平环状软骨弓。颈总动脉恰在该结节前方，故将颈总动脉向后压向颈动脉结节可暂时阻断颈总动脉的血流。

5. 气管颈部

气管颈部可在环状软骨下缘至胸骨颈静脉切迹之间触及，其正常位置居正中。

6. 胸骨上窝

胸骨上窝为位于胸骨颈静脉切迹上方的凹陷，在此部可触及气管颈部。

7. 胸锁乳突肌

胸锁乳突肌为颈侧区重要的肌性标志，当头转向对侧时，该肌轮廓非常明显。胸锁乳突肌的浅面有颈外静脉穿过，深面颈动脉鞘内主要有颈总动脉、颈内静脉和迷走神经通行。

临床联系

胸锁乳突肌的前、后缘既是颈部分区的境界，又是某些手术的切口标志（如显露颈外动脉、颈内动脉、颈内静脉等常在该肌前缘做切口，显露副神经等常在该肌后缘做切口）。胸锁乳突肌的后缘中点处为中医的扶突穴，为针灸的针刺点，也是颈神经丛皮支的浅出点，颈神经丛皮支阻滞麻醉即由此点刺入。

8. 锁骨上窝

锁骨上窝又名锁骨上大窝，位于锁骨中 1/3 段上方。窝内可扪及锁骨下动脉的搏动、臂丛、第 1 肋骨。临床上，锁骨上臂丛阻滞麻醉在此窝进行，进针部位常在锁骨中点上方 1 ~ 1.5 cm 处。

（二）皮肤

颈部皮肤薄，皮肤纹理横向，故实施颈部手术时，除非特别需要，一般沿皮肤纹理做横切口,这样术后疤痕会隐藏在皮肤横纹里,有助于颈部美观。

(三)浅筋膜

浅筋膜即皮下组织,含有不定量的脂肪,颈前部疏松。

1.颈阔肌

颈阔肌是宽阔薄片状表情肌,起自锁骨下方胸前部的皮下组织内,肌纤维向上越过锁骨,覆盖颈前外侧部,前部纤维止于下颌骨下缘前部,并有部分纤维与对侧的纤维交叉;后部纤维越过下颌骨,附着于面部下方的皮肤,并参加笑肌的组成。外伤或手术切断颈阔肌后,肌纤维可收缩发生回缩,若不加缝合,容易形成较大的疤痕。

2.浅静脉

颈部浅静脉无动脉伴行,其组合和位置变异较多。浅静脉穿深筋膜处,其管壁与筋膜紧密粘连,当静脉切断或损伤时,由于筋膜的牵张,静脉的管壁不易塌陷闭合,有造成空气栓塞的危险。

(1)颈前静脉 是颈外静脉的属支,由颏和下颌等处的静脉汇合而成,在颈前正中线的两侧下行。有时仅有一条,位于颈前正中线附近。颈前静脉在颈根部附近,穿入胸骨上筋膜间隙,两条静脉下部有横行的交通支,称为颈静脉弓。颈前静脉下端行向外侧,经胸锁乳突肌深面,汇入颈外静脉,颈前静脉内无瓣膜。

(2)颈外静脉 由耳后静脉与面后静脉(下颌后静脉)在下颌角附近汇合而成,但变异颇多。颈外静脉在胸锁乳突肌浅面向下、向后斜行,至该肌后缘距锁骨约2.5 cm处穿深筋膜汇入锁骨下静脉或颈内静脉。颈外静脉末端的管腔内有一对瓣膜,但其功能不完全,不能阻止血液的回流。当上腔静脉回流受阻或右心衰时,颈静脉怒张。肝颈静脉回流试验就是通过颈外静脉的高度充血显示出来的。

3.颈丛皮支

颈丛各皮神经均在胸锁乳突肌后缘中点处穿深筋膜而出,该处习惯上称为神经点,是施行颈部阻滞麻醉的部位。离开神经点后,皮神经向各方向散开,或上升,或前行,或下降。

(1)枕小神经 来自第2颈神经,勾绕副神经,沿胸锁乳突肌后缘上行,分布于枕部及耳郭背面上部的皮肤。

(2)耳大神经 来自第2、3颈神经,为颈丛中最大的分支,分布于耳根附近皮肤。

临床联系

在周围神经外科的应用上,耳大神经可作为神经移植的供体。耳大神经的横径为 1.8～3.7 mm,平均2.7 mm,供材长度可达6 cm 左右。耳大神经的血供主要来源于耳后动脉的分支。若将耳大神经作为吻合血管的神经移植体,在近侧段可吻合枕动脉的神经干营养血管;在远侧段,耳后动脉神经营养支过于细小,只能考虑分离出深面的耳后动脉本干进行吻接。若将耳大神经作为带血管蒂的神经移植体,可适当游离枕动脉及其至神经干的营养动脉,并在血管周围留下适量的肌和结缔组织袖,向前转移以修复面神经、喉上下神经、膈神经或舌下神经等。

（3）颈横神经　来自第2、3 颈神经,向前行,经颈外静脉的深面分布于颈前部皮肤。

（4）锁骨上神经　来自第3、4 颈神经,越过锁骨浅面,分为内侧、中间、外侧三支,分布到颈前外侧部、胸前部(第2 肋以上)及肩峰处的皮肤。

临床联系

颈阔肌皮瓣:由于颈部皮肤色泽接近面部,故颈部皮肤是修复面容缺损时理想的供皮部位。在颈前外侧部取皮时,通常是将包含在皮下组织内的颈阔肌同时截取。采用带蒂转移的颈阔肌肌皮瓣时,需注意其解剖学特点。a. 颈阔肌的血供是多源性:上部血供可来自面动脉、颏下动脉、耳后动脉和枕动脉小支;中部可来自甲状腺上动脉和直接发自颈外动脉小支;下部可来自颈横动脉浅支(颈浅动脉)、甲状颈干和锁骨下动脉的小支;还有穿过胸锁乳突肌而来的穿支。其中,较为重要的,可选作血管蒂者为上部粗大的血供来源是颏下动脉,下部较大的血供来源是颈横动脉浅支。b. 颈阔肌皮瓣的神经:支配颈阔肌运动的神经为面神经的颈支。若利用颈阔肌皮瓣修复面部,应在肌皮瓣蒂部保护好面神经颈支,以便保持颈阔肌的收缩功能,修复口角和唇部的表情活动。管理肌皮瓣区感觉的神经为颈丛皮支的颈横神经,若将颈阔肌皮瓣向上转移至面部时,需在胸锁乳突肌后缘处切断颈横神经。当肌皮瓣移植于面部后,再将颈横神经与面部的颏下神经或眶下神经缝接起来,以取得感觉功能。

颈外静脉切开或穿刺:虽然颈外静脉的管径(平均约0.6 cm)较锁骨下静脉的管径小(平均约1.2 cm),但仍属于粗大的血管。由于颈外静脉的位置表浅,操作容易,故临床上已开展切开或穿刺颈外静脉,以代替经锁骨下静脉穿刺进行上腔静脉插管,作长期高价营养治疗或测定中心静脉压。穿刺或切开颈外静脉的部位,常选在锁骨上方6 cm 处的胸锁乳突肌表面至肌后缘的一段,穿刺方向沿胸锁乳突肌后缘斜向前下。因有少数人的颈外静脉直注入锁骨下静脉,在插管时应考虑此种情况,注意随时调整插管的角度。

第二节　颈前区的解剖

一、实验步骤与方法

(一)舌骨上区解剖

1.解剖颏下三角

清除颏下区内脂肪组织,切开深筋膜浅层,辨认颏下淋巴结并清除。解剖暴露左、右两侧二腹肌的前腹与舌骨体,借此确定颏下三角的境界及其底(深面的下颌舌骨肌)。

2.解剖下颌下三角

解剖暴露左、右两侧二腹肌后腹;确认由二腹肌前、后腹和下颌骨下缘围成的下颌下三角。切开由深筋膜浅层包裹下颌下腺形成的下颌下腺鞘,清除该腺体周围的下颌下淋巴结,观察下颌下腺,仔细辨识其浅部与深部的移行。注意勿损伤腺体浅面经过的面静脉及腺体深面的面动脉。

(1)解剖面动脉及静脉　在下颌下腺表面解剖分离找出面静脉;在下颌下腺与下颌骨之间找出面动脉,追踪至面部,注意其跨越下颌底的位置(咬肌前缘与下颌底交叉处,此为面部一个体表摸脉点)。

(2)解剖下颌舌骨肌及神经　观察下颌下腺后,将下颌下腺浅部切除以暴露深部结构。进一步充分暴露二腹肌后腹和茎突舌骨肌后,切断双侧二腹肌前腹在下颌骨的附着点,翻向后下。至此,下颌舌骨肌全貌得以暴露,在下颌舌骨肌表面找寻来自下牙槽神经的下颌舌骨肌神经。

(3)解剖舌骨舌肌浅面的结构　紧贴舌骨切断下颌舌骨肌,翻向前方,显露并修整深面的舌骨舌肌。在下颌下腺深部的前缘及舌骨舌肌表面找出下颌下腺管和舌神经。舌神经起初位于下颌下腺管后上方,后向前经下颌下腺管的前外侧,勾绕下颌下腺管至其内侧分布于舌。沿二腹肌后腹下缘找出舌下神经向后上追踪,寻找其发出的颈袢上根。在舌骨大角上方与舌下神经之间,寻认发自颈外动脉的舌动脉及其伴行的舌静脉。

(二)舌骨下区解剖

1.解剖封套筋膜及颈静脉弓

清除浅筋膜,观察颈深筋膜浅层(即封套筋膜)。封套筋膜环绕颈部一周,形成胸锁乳突肌鞘、斜方肌鞘和下颌下腺鞘,向上延伸包裹腮腺,形成腮腺鞘。封套筋膜向下分为前、后两层,分别附着于胸骨柄上缘前后及锁骨上缘前后,形成胸骨上间隙和锁骨上间隙。在胸骨柄上方的胸骨上间隙内,部分个体可见连接左、右颈前静脉的颈静脉弓。

2.解剖气管前筋膜及颈袢

修洁舌骨下肌群,在各肌外侧缘筋膜中,仔细找寻解剖出颈袢至各肌的分支,可沿分支向上追踪颈袢至颈动脉鞘。在胸骨柄上缘切断胸骨舌骨肌,翻向舌骨。暴露并修整深层的胸骨甲状肌和甲状舌骨肌。切断胸骨甲状肌的下端,翻向上,暴露甲状腺、喉和气管。观察气管前筋膜(颈深膜中层),该筋膜紧贴舌骨下肌群后面,覆于气管前方,并包裹甲状腺形成甲状腺鞘,即甲状腺假被膜。在颈动脉鞘前方找出颈袢的上、下二根(部分个体的颈袢可位于鞘内)。观察上根(来自第1颈神经的前支)与舌下神经和下根(来自第2、3神经的前支)的关系。

3.解剖颈动脉三角

清除舌骨下区深筋膜浅层,查看颈动脉三角的境界(胸锁乳突肌上份前缘、肩胛舌骨肌上腹和二腹肌后腹)。

(1)观察颈总动脉分支 颈总动脉在甲状软骨上缘高度分为颈内动脉和颈外动脉。观察二者的位置关系,用手指触摸辨认颈总动脉末端和颈内动脉起始处膨大形成的颈动脉窦。在颈内、外动脉分叉处的后方,尝试辨识颈动脉小球以及进入小球的神经(颈动脉窦支)。向上解剖颈内动脉和颈外动脉,可见颈内动脉在颅外没有分支。

(2)解剖颈外动脉的分支及邻近的神经丛 沿颈外动脉的起始部,向上依次寻找出甲状腺上动脉、舌动脉和面动脉。甲状腺上动脉走向前下,分布于喉和甲状腺。舌动脉在舌骨大角上方,向前上潜入口腔底部;面动脉则经二腹肌后腹与茎突舌骨肌深面进入下颌下三角。在二腹肌后腹下方,注意保护位于颈外动脉和颈内动脉浅面的舌下神经,向前上经二腹肌后腹深面追踪该神经至下颌下三角。

4.解剖肌三角

辨认肌三角的境界(颈前正中线、胸锁乳突肌的前缘和肩胛舌骨肌的上腹)。

(1)观察甲状腺 查看甲状腺侧叶、峡部的形态和位置,注意在峡部上方是否有锥状叶。

(2)观察和解剖颈筋膜中层 该筋膜包裹甲状腺形成甲状腺鞘,因其位于气管颈部表面,故又称为气管前筋膜。纵行剖开甲状腺鞘,进入囊鞘间隙,查看甲状腺表面的真被膜。

(3)解剖甲状腺中静脉及甲状腺上静脉 在甲状腺中部的两侧剖出甲状腺中静脉,在甲状腺上极附近剖出甲状腺上静脉(前期在解剖颈内静脉属支时如已经探查,此处即可忽略)。

(4)解剖甲状腺侧叶上极的血管及神经　在甲状腺上极附近,剖出甲状腺上动脉及伴行的喉上神经外支。在甲状软骨前外侧,寻找甲状腺上血管,查找喉上神经内、外支,沿该神经主干向上追至迷走神经干。

(5)解剖甲状腺下动脉及喉返神经　将甲状腺侧叶从后向前翻起,在甲状腺下极处寻认甲状腺下动脉,向外侧由颈动脉鞘之后追至甲状颈干。在气管食管旁沟内寻喉返神经,注意观察该神经与甲状腺下动脉的交叉关系,以及左、右侧的区别。

(6)观察甲状腺悬韧带　该韧带在甲状腺侧叶的后面,由甲状腺假被膜增厚形成,向上附着于喉软骨和上位气管软骨。

(7)观察甲状旁腺　在甲状腺侧叶后面上、下部的腺实质或结缔组织中,找寻辨认上、下甲状旁腺。

(8)观察气管和食管的颈部　将颈前区已解剖的结构复位,再逐层翻开至气管颈部,明确其前面的毗邻及层次,小心分离气管与食管之间的疏松结缔组织,观察食管。

二、局部解剖知识与临床联系

(一)颈前区境界及分区

1.境界

内侧界为颈前正中线,外侧界为胸锁乳突肌前缘,上界为下颌骨下缘。

2.分区

(1)颏下三角　位于两侧二腹肌前腹内侧缘和舌骨体上缘之间。

(2)下颌下三角　又名颌下三角,位于二腹肌前、后腹及下颌骨下缘之间。

(3)颈动脉三角　位于胸锁乳突肌前缘、二腹肌后腹和肩胛舌骨肌上腹之间。

(4)肌三角　又名肩胛舌骨肌气管三角,位于胸锁乳突肌前缘、肩胛舌骨肌上腹和颈前正中线之间。

(二)颈部深筋膜和筋膜间隙

充填于颈部各器官间的结缔组织统称为深筋膜。由于颈部器官较多,分布于其间的筋膜也较复杂,各层筋膜之间可以形成筋膜鞘(囊)或筋膜间隙,颈部器官、血管、神经、淋巴管和淋巴结等均受筋膜包裹并沿筋膜间隙走行。在病理情况下,筋膜鞘能存储脓液,筋膜鞘内的脓肿或出血可压迫重要器官,又可沿筋膜间隙的方向蔓延。掌握筋膜的知识,有助于外科医生在手术时寻找血管及神经、辨认器官和选择合理的操作途径。

1. 颈深筋膜分层

颈深筋膜由浅入深分为三层。

(1)颈深筋膜浅层 又称**封套筋膜**,它像一个圆筒形的套子,环绕颈部。此筋膜上方附着于枕外隆凸、上项线、乳突、颧弓和下颌骨下缘;下方除与背部深筋膜相连外,还附着于肩峰、锁骨和胸骨柄。在后方,筋膜附着于项韧带和第 7 颈椎棘突,向两侧延伸至斜方肌后缘处,分为两层包裹斜方肌,形成斜方肌鞘。至斜方肌前缘处,两层融合成一层向前覆盖颈外侧部,形成颈后三角的外侧壁。达胸锁乳突肌后缘处,又分成两层包裹胸锁乳突肌形成胸锁乳突肌鞘。到胸锁乳突肌前缘再融合成一层,至颈前正中线处,与对侧交织融合成颈白线。

封套筋膜在舌骨上方覆盖口底,并在下颌下腺处分为浅、深两层包裹下颌下腺,构成该腺的筋膜鞘。筋膜向上延伸到腮腺处也分浅、深两层包裹腮腺形成腮腺鞘。该鞘浅层与腮腺紧密愈着,并形成腮腺咬肌筋膜,附着于颧弓,深层与颊咽筋膜相延续,附于颅底。封套筋膜在舌骨下方又分为浅、深两层。浅层向下附着于胸骨柄和锁骨前缘;深层又称肩胛锁骨筋膜,包绕舌骨下肌群形成舌骨下肌群筋膜鞘,向下附着于胸骨柄和锁骨的后缘。在胸骨柄上方,封套筋膜浅、深层之间形成胸骨上间隙。在锁骨上方,封套筋膜浅、深层之间形成锁骨上间隙。

(2)颈深筋膜中层 又称为内脏筋膜或颈内筋膜,包绕颈部脏器(喉、气管、咽、食管、甲状腺和甲状旁腺等)。筋膜在气管和甲状腺前方形成气管前筋膜和甲状腺鞘,两侧形成颈动脉鞘,后上部形成颊咽筋膜。

①**气管前筋膜**:气管前筋膜上方附着于舌骨、甲状软骨斜线和环状软骨弓,向下越过气管的前面和两侧进入胸腔,至上纵隔与纤维心包融合。气管前筋膜在环状软骨外侧面的部分增厚,使甲状腺固定于喉部,故又称甲状腺悬韧带。

②**甲状腺鞘**:又称甲状腺假被膜,是颈深筋膜包绕甲状腺的部分,前部筋膜较为致密坚实,后部较为薄弱。故当甲状腺肿大时,多趋向于往后方扩展,绕气管和食管的两侧,甚至可伸延到它们的后方。

③**颈动脉鞘**:简称**颈鞘**,包绕颈总动脉(或颈内动脉)、颈内静脉和迷走神经,上起颅底,下达纵隔。鞘内有纵行的纤维隔,把动、静脉分开。迷走神经在动、静脉之间的后部。纤维鞘包绕动脉的部分较厚,包绕静脉的部分较薄。

④**颊咽筋膜**:颊咽筋膜上部覆盖咽壁的后外面和颊肌的外面,上方附于颅底。颊咽筋膜向下形成食管后方的筋膜,并随食管进入后纵隔内。

(3)颈深筋膜深层 又称椎前筋膜,覆盖在椎前肌和椎体的前面。上方附于颅底,下方在第 3 胸椎平面与前纵韧带相融合。两侧覆盖前、中斜角肌和肩胛提肌等构成颈后三角的底,向后与颈后部肌膜相续。臂丛神经干和锁骨下动脉穿出斜角肌间隙时,携带这层筋膜延伸至腋窝,形成腋鞘。在此筋膜的深面还有交感干和膈神经。

2.筋膜间隙

上述各层筋膜,除形成肌鞘和腺鞘外,还在颈部形成有临床意义的一些间隙。

(1)**胸骨上间隙** 又称 Burn 间隙,位于胸骨上方,在颈封套筋膜浅、深两层之间。间隙内有颈前静脉弓、淋巴结和脂肪组织。

(2)**气管前间隙** 位于气管前筋膜与气管颈部之间,向下通上纵隔,含有丰富的淋巴管和一些小淋巴结。间隙下部还有甲状腺奇静脉丛、甲状腺最下静脉,偶有甲状腺最下动脉和头臂动脉通过。小儿胸腺的上部也位于此间隙内。气管前间隙内的感染,可沿此蔓延到上纵隔,前纵隔的气肿也可沿此间隙上延到颈部。气管切开时必须经过此间隙。

(3)**咽后间隙** 位于颊咽筋膜与椎前筋膜之间,此间隙的下部又称食管后间隙。在正中线处,有细薄的翼状筋膜将咽后间隙分隔为左右互不相通的两半,故咽后间隙的脓肿常位于咽后壁中线的一侧。感染若循食管后间隙向下蔓延,可达后纵隔间隙。

(4)**椎前间隙** 位于脊柱与椎前筋膜之间。颈椎结核所致的寒性脓肿常积留于此间隙的中份,形成咽后壁中部的慢性咽后脓肿。脓肿若向下蔓延可至后纵隔;若向两侧至颈外侧区,可循腋鞘沿锁骨下血管及臂丛蔓延到腋窝,若向前穿破椎前筋膜可到咽后或食管后间隙。

(5)**下颌下间隙** 位于下颌下三角内,顶为覆盖下颌舌骨肌下面的筋膜,底为颈深筋膜浅层,前后界分别为二腹肌的前、后腹。间隙内主要有下颌下腺及其周围的神经、血管和淋巴结等。此间隙经下颌舌骨肌后缘与舌下间隙相通,并向后通向咽旁间隙。

(三)下颌下三角内容及毗邻

下颌下腺:为下颌下三角的主要结构,分深、浅两部分,包于封套筋膜形成的鞘内,腺与鞘之间易于分离。下颌下腺管始于深部,于舌骨舌肌浅面经下颌舌骨肌深面进入舌下区。

面静脉:起自内眦静脉,经鼻翼和口角外侧向后下行至咬肌前下角,越过下颌骨下缘,进入下颌下三角,一般在下颌下腺后部附近接纳下颌后静脉的前支后,注入颈内静脉。

面动脉:经下颌下腺深面和上部,向前上行至面部。

舌静脉、舌动脉:舌动脉经舌骨舌肌上面入舌,舌静脉位于舌骨舌肌的浅面。

舌神经:经下颌下腺的上内侧前行入舌。

舌下神经:与舌静脉伴行,至舌肌。

下颌下淋巴结:位于下颌下三角的浅层和下颌下腺鞘内。

(四)颈动脉三角内容及毗邻

颈动脉三角有颈总动脉及其分支、颈内静脉及其属支、舌下神经、迷走神经、副神经以及部分颈深淋巴结等。

1. 动脉

(1)**颈总动脉** 在甲状软骨上缘处分为颈内动脉和颈外动脉。颈总动脉分叉处的后面有**颈动脉小球**;颈内动脉起始处的膨大为**颈动脉窦**。二者分别是压力感受器和化学感受器。

(2)**颈外动脉** 在颈动脉三角内的分支有甲状腺上动脉、舌动脉、面动脉和枕动脉。

(3)颈内动脉 在颈部无分支。

2. 静脉

颈内静脉 在颈部属支有面静脉、舌静脉和甲状腺上静脉、甲状腺中静脉。

3. 神经

(1)**舌下神经** 在颈内动脉、颈外动脉的浅面,向前弯行,经下颌下三角至舌肌。其降支与颈丛分支吻合,形成颈袢,自袢发支至舌骨下肌群。

(2)**迷走神经** 位于颈总动脉与颈内静脉之间的后方。

(3)**副神经** 经二腹肌后腹深面入颈动脉三角,发出肌支支配胸锁乳突肌,本干向后至枕三角。

4. 二腹肌后腹

二腹肌后腹是颈动脉三角与下颌下三角的分界标志。其表面有耳大神经、下颌后静脉及面神经颈支,深面有颈内动脉、颈内静脉及颈外动脉,末三对脑神经及颈交感干,其上缘有耳后动脉、面神经及舌咽神经等,下缘有枕动脉和舌下神经。

5. 颈交感干

颈交感干位于椎前筋膜的深面。

(五)肌三角

肌三角包含舌骨下肌群,甲状腺、甲状旁腺、气管颈部和食管颈部等结构。

1. 甲状腺

(1)形态与被膜 甲状腺呈"H"形,分为左、右两侧叶及中间的甲状腺峡。半数以上的人存在从甲状腺峡向上伸出的锥状叶,其长短不一。甲状腺形态常出现变异。甲状腺被气管前筋膜包裹,形成甲状腺鞘。甲状腺的外膜称真被膜即纤维囊,二者之间形成的间隙为囊鞘间隙,内有疏松结缔组织、血管、神经及甲状旁腺。假被膜内侧增厚形成的甲状腺悬韧带,使甲状腺两侧叶内侧和峡部后面连于甲状软骨、环状软骨以及气管软骨环,将甲状腺固定于喉及气管壁上。吞咽时,甲状腺可随喉的活动而上下移动。

(2)位置 甲状腺的两侧叶位于喉下部和气管颈部的前外侧,上端达甲状软骨中部,下端至第6气管软骨。甲状腺峡位于第2~4气管软骨前方。

（3）毗邻 甲状腺的前面由浅入深有皮肤、浅筋膜、封套筋膜、舌骨下肌群及气管前筋膜,左、右两侧叶的后内侧邻近喉与气管、咽与食管以及喉返神经,侧叶的后外侧与颈动脉鞘及颈交感干相邻。甲状腺肿大时,如向后内侧压迫喉与气管,可出现呼吸困难、吞咽困难及声音嘶哑。如向后外方压迫颈交感干时,可出现 Horner 综合征,即患侧面部潮红、无汗、瞳孔缩小、眼裂变窄、上眼睑下垂及眼球内陷等。

（4）甲状腺的动脉和喉的神经

甲状腺上动脉:起自颈外动脉起始部前壁,与喉上神经外支伴行向前下方,至甲状腺上端附近分为前、后两支。前支沿甲状腺侧叶前缘下行,分布于侧叶前面;后支沿侧叶后缘下行。甲状腺上动脉发出**喉上动脉,**伴喉上神经内支穿甲状舌骨膜入喉。

喉上神经:是迷走神经的分支,沿咽侧壁下行,于舌骨大角处分为内、外两支。内支与同名动脉伴行穿甲状舌骨膜入喉,分布于声门裂以上的喉黏膜及会厌和舌根等处;外支伴甲状腺上动脉行向前下方,在距甲状腺上极 0.5 ~ 1 cm 处,离开动脉弯向内侧,发出肌支支配环甲肌及咽下缩肌。故在甲状腺次全切除术结扎甲状腺上动脉时,应紧贴甲状腺上极进行,以免损伤喉上神经外支而影响发音。

甲状腺下动脉:是锁骨下动脉甲状颈干的分支,沿前斜角肌内侧缘上升,至第 6 颈椎平面,在颈动脉鞘与椎血管之间弯向内侧,近甲状腺侧叶下极潜入甲状腺侧叶的后面,分支分布于甲状腺、甲状旁腺、气管和食管等处,发出腺支与甲状腺上动脉的分支吻合。

喉返神经:是迷走神经的分支。左喉返神经勾绕主动脉弓至其后方,右喉返神经勾绕右锁骨下动脉至其后方,两者均在食管气管旁沟上行,至咽下缩肌下缘、环甲关节后方进入喉内,称为喉下神经。其运动纤维支配除环甲肌以外的所有喉肌,感觉纤维分布于声门裂以下的喉黏膜。左喉返神经行程较长,位置深,多在甲状腺下动脉后方与其交叉;右喉返神经行程较短,位置较浅,多在甲状腺下动脉前方与其交叉或穿行于该动脉的两个分支之间。甲状腺下动脉与喉返神经的相交部位约在侧叶中、下 1/3 交界处的后方。两侧喉返神经入喉前,通常经过环甲关节后方,故甲状软骨下角可作为显露喉返神经的标志。由于喉返神经与甲状腺下动脉的关系在侧叶下极附近比较复杂,因此,施行甲状腺次全切除术结扎甲状腺下动脉时,应远离甲状腺下端,以免损伤喉返神经而致声音嘶哑。

甲状腺最下动脉:较小,出现率约 10%,主要起自头臂干或主动脉弓,沿气管颈部前方上行,至甲状腺峡,参与甲状腺动脉之间的吻合,当低位气管切开或行甲状腺手术时应加注意。

（5）甲状腺的静脉

甲状腺上静脉:与同名动脉伴行,注入颈内静脉。

甲状腺中静脉:起自甲状腺侧缘中部,短而粗,管壁较薄,经过颈总动脉的前方,直接注入颈内静脉。此静脉有时缺如。

甲状腺下静脉:起自甲状腺的下缘,经气管前面下行,主要汇入头臂静脉。两侧甲状腺下静脉在气管颈部前方常吻合,形成甲状腺奇静脉丛。做低位气管切开时,应注意止血。

临床联系

喉返神经损伤表现及修复:如甲状腺肿瘤或行甲状腺切除术时伤及喉返神经,患侧喉肌会发生瘫痪,导致声音嘶哑。在颈部切开颈动脉鞘后,可见迷走神经干表面有一向下纵行的小静脉,卡在喉返神经束组与其他束组之间,可作为喉返神经束组表面分界的一个标志。施行甲状腺手术误伤喉返神经之后,应即时或事后找到喉返神经两断端进行缝接,若找不到近端或缺损过长,则无法进行喉返神经断端的吻合术。

2.甲状旁腺

甲状旁腺在调节血钙代谢中具有重要作用。在甲状腺切除术中,这些小内分泌腺体容易被损伤或切除,为维持适当的血钙水平,外科手术至少需要保留1个甲状旁腺。

临床联系

甲状旁腺的应用解剖学要点:在外科手术时,如何鉴别位置变异的甲状旁腺与淋巴结或副甲状腺有一定困难。80%的甲状旁腺位于相对恒定且较为隐蔽的位置,即上一对甲状旁腺位于甲状腺侧叶后缘中上1/3交界处;下一对甲状旁腺位于甲状腺侧叶后缘下1/3段,甲状腺假囊与真囊之间。甲状腺次全切除一般需保留甲状腺侧叶后部,这就是保护甲状旁腺免遭切除并防止损伤喉返神经的良好措施。此外,约有16%位置变异的甲状旁腺易遭损伤,术中应注意甲状腺侧叶前面或侧面靠近外侧缘下部有无甲状旁腺存在。

3.气管颈部

气管颈部起于环状软骨下缘,止于颈静脉切迹。气管颈部前面毗邻皮肤、颈浅筋膜、颈深筋膜浅层、胸骨上间隙与颈静脉弓、舌骨下肌群、颈深筋膜中层,第2~4气管软骨前方有甲状腺峡,峡的下方有甲状腺下静脉、甲状腺奇静脉丛,部分人还有甲状腺最下动脉。气管颈部后面毗邻食管。两侧毗邻甲状腺侧叶和颈动脉鞘。

临床联系

气管插管：临床上，严重喉梗阻者常需进行气管切开、插管，以建立临时呼吸通道，目前临床上主张切开第2、3气管软骨环。气管位置可随头部位置而变化，在低头或仰头时，气管上下移动约1.5 cm，而头向一侧转动时，气管亦转向同侧。因此，气管插管时，应严格使头部保持正中位，并尽量后仰，使气管接近体表。手术时，沿颈正中线做切口，依次切开皮肤、浅筋膜和颈深筋膜浅层，向两侧分离、牵拉舌骨下肌群，显露气管颈部，切开气管软骨，插入气管套管。对于小儿，胸腺、头臂干、左头臂静脉甚至主动脉弓均在胸骨颈静脉切迹的稍上方越过气管前方，故施行小儿气管切开术时，更应注意上述解剖关系。

4.食管颈部

食管颈部上端平环状软骨下缘，下端在颈静脉切迹平面移行为食管胸部。食管颈部前方与气管相邻，且稍偏向左侧，故食管颈部手术多选择左侧入路。后方邻颈长肌和脊柱，两侧为甲状腺侧叶及颈动脉鞘。

第三节　胸锁乳突肌区的解剖

一、实验步骤与方法

(一)胸锁乳突肌

切断胸锁乳突肌在胸骨及锁骨上的起点,翻向后上方。边翻边找出进入此肌的副神经和颈外动脉的分支。这些神经血管在肌肉的上份深面进入胸锁乳突肌。副神经主干继续行向后下,经颈外侧区后,在斜方肌前缘中下 1/3 交界处,进入斜方肌,支配该肌。

(二)颈动脉鞘

纵向切开颈动脉鞘,辨认颈总动脉、颈内动脉、颈内静脉和迷走神经,注意观察它们的位置关系。解剖颈内静脉,仔细辨识颈内静脉周围的淋巴结并清理,探查该静脉与周围结构的毗邻关系。观察颈内静脉与锁骨下静脉汇合于外上方形成的静脉角,辨认颈内静脉的属支(面静脉、舌静脉、甲状腺上静脉、甲状腺中静脉)。为了暴露其他结构,可在观察后将静脉属支清除。在颈总动脉、颈内动脉和颈内静脉的后面寻找迷走神经。

(三)解剖颈外侧深淋巴结

沿颈动脉鞘寻找颈深淋巴结群。该淋巴结群以肩胛舌骨肌中间腱为界,分为上、下两组。

二、局部解剖知识与临床联系

胸锁乳突肌区是指胸锁乳突肌在颈部所占据和覆盖的区域。

1.胸锁乳突肌

胸锁乳突肌起于胸骨柄前面(胸骨头)和锁骨内 1/3 段上缘(锁骨头),两头之间正对锁骨上小窝,止于乳突。该肌由甲状腺上动脉和枕动脉分支营养,受副神经和第2、3颈神经前支支配。

临床联系

　　胸锁乳突肌与痉挛性斜颈:胸锁乳突肌是痉挛性斜颈作用机制中重要的颈肌之一。一侧肌肉收缩时,通过寰枢关节纵行的运动轴,可使面部转向对侧。当作用力通过寰枕关节为主的矢状轴,可使头歪向同侧,而作用力通过寰枕关节为主的冠状轴,略有使头后仰的功能,但因力矩很小,变动不明显。两侧肌肉同时收缩时,则可使数个颈椎复合组成的关节向前移动,出现头的前伸。因此,胸锁乳突肌出现病理性不自主的各种收缩时,均可出现斜颈。产科上由于产位不良,胎儿娩出时可能引起胸锁乳突肌血肿,血肿肌化为瘢痕组织后也可引起斜颈畸形。有些与锥体外系病变有关的痉挛性斜颈,临床上可采取切断副神经和颈神经的术式。

2.颈动脉鞘及其内容

　　颈动脉鞘是颈深筋膜的一部分,由致密结缔组织构成,其中包含有内侧的颈总动脉(上段为颈内动脉),外侧的颈内静脉和两者之间稍偏后方的迷走神经。颈动脉鞘与周围的颈深筋膜浅层、气管前筋膜和椎前筋膜借疏松结缔组织相连。颈内静脉周围有许多淋巴结,鞘内也含有小的淋巴结。颈动脉鞘的浅面被胸锁乳突肌所掩盖,亦为肩胛舌骨肌所越过。鞘的前面或外侧面有颈袢和汇入颈内静脉的面总静脉和甲状腺中静脉。鞘的后方有交感干,它与鞘隔以椎前筋膜。鞘的内侧有咽和食管、喉和气管、喉返神经和甲状腺侧叶等。在左侧下方,鞘外侧有胸导管。

　　(1)颈内静脉　为颅内乙状窦直接向下的延续,故颅内静脉窦血栓可蔓延至此而发生继发性感染。颈内静脉在颈动脉鞘内居外侧部,下行至胸锁关节深面,与锁骨下静脉汇合形成头臂静脉,该汇合处上部形成的夹角称为颈静脉角。颈内静脉起始处膨大,称为颈静脉上球,右侧的比左侧的大,位于颈静脉窝内。颈内静脉的末端也有一个膨大,称为颈静脉下球,位于胸锁乳突肌胸骨头与锁骨头所形成的锁骨上小窝的后方。在颈静脉下球的上方有一对瓣膜。

临床联系

　　结扎一侧颈内静脉,不影响脑部的血液回流,故行颈部癌种清扫术时,常将其切除。有时可切取一段静脉用作血管移植的材料,例如:开展肠系膜上静脉与下腔静脉搭桥术,可截取一段颈内静脉作为架桥材料。临床上还可以通过颈内静脉的穿刺和插管通至上腔静脉,作为测定中心静脉压和输入高价营养的途径之一。由于右侧颈内静脉较粗,而且与头臂静脉几乎成一直线通向上腔静脉,因此,颈内静脉穿刺和插管术宜选在右侧施行。穿刺和插管部位常选在胸锁乳突肌前缘中点或稍上方,施行时将肌前缘推向后;也可以在胸锁乳突肌后缘中下 1/3 交界处,或在该肌的胸骨头与锁骨头之间的三角形间隙(锁骨上小窝)内进行。

(2)颈总动脉和颈内动脉　颈总动脉位于颈动脉鞘的内侧。两侧的颈总动脉起始方式不同:右侧绝大多数起于头臂干,左侧多数直接起于主动脉弓。颈总动脉上行到甲状软骨上缘至舌骨大角之间的平面,分为颈内动脉、颈外动脉两大终末支。但按颈内动脉的行程,可视为颈总动脉的直接延续,而且颈内动脉仍包在颈动脉鞘内。颈总动脉和颈内动脉的颅外段一般没有肉眼可辨的分支。颈总动脉在环状软骨平面,恰好经过第 6 颈椎横突的前方。当头颈部大出血时,可将颈总动脉压向第 6 颈椎横突,以达到临时紧急止血的目的。因此,第 6 颈椎横突的前结节,又称颈动脉结节。将一侧的颈总动脉或颈内动脉结扎后,有 1/3 ~ 1/2 的患者出现脑血液循环障碍,发生脑软化或偏瘫,故临床上禁用。

(3)迷走神经　在颈动脉鞘内,迷走神经位于颈内静脉与颈总(内)动脉两者间的后部,沿途与交感神经广泛联系。迷走神经在颈段的主要分支有以下 5 条。

①咽支:有 2 ~ 3 支,其成分以运动纤维为主,与舌咽神经和颈上交感节发出的小支组成咽丛,支配腭部和咽部肌的运动及咽部黏膜的感觉。

②颈动脉支:起于迷走神经下节,经咽支或喉上神经分布于颈动脉突和颈动脉小球。

③喉上神经:起于迷走神经下节。

④心上支:起于迷走神经的颈上部,常有两支,参与心浅丛的组成。

⑤喉返神经:从迷走神经颈根部发出。

(4)颈交感干　由颈上交感神经节、颈中交感神经节、颈下交感神经节及其节间支组成,位于脊柱两侧,颈深筋膜深层深面。颈上神经节最大,呈梭形,位于第 2 ~ 3 颈椎横突前方。颈中神经节最小或不明显,位于第 6 颈椎横突的前方。颈下神经节位于第 7 颈椎平面,在椎动脉起始部的后方,多与第 1 胸神经融合为颈胸神经节。3 对神经节各发出心支入胸腔,参与心丛组成。

第四节 颈外侧区的解剖(研究生操作)

一、实验步骤与方法

(一)观察颈外侧区的境界和分区

将胸锁乳突肌复位,观察由胸锁乳突肌后缘、斜方肌前缘和锁骨中 1/3 上缘围成的颈外侧区,该区被肩胛舌骨肌下腹分为枕三角和锁骨上三角。

(二)层次解剖

1. 解剖浅层结构

清除颈外侧区浅筋膜,在枕三角内清除封套筋膜,注意不要伤及其深面的副神经。

2. 解剖深层结构

(1)解剖副神经 副神经由胸锁乳突肌后缘上、中 1/3 交界处(一般在颈丛皮支穿出点上方)行向外下,至斜方肌前缘中下 1/3 交界处进入斜方肌深面。修洁副神经,并找出沿副神经分布的淋巴结。另外,在副神经下方约一指处,有第 3、4 颈神经前支的分支与副神经并行,进入斜方肌深面,不需进行深入解剖。

(2)解剖颈丛 将颈内静脉和颈总动脉拉向内侧,清理出颈丛的各神经根,再次确认其分支,即耳大神经、枕小神经、颈横神经、锁骨上神经。颈丛深面为肩胛提肌和中斜角肌,颈丛下方为前斜角肌。在前斜角肌表面找出膈神经,可见该神经从前斜角肌上份的外侧缘向内下沿该肌表面下进入胸腔。

(3)解剖臂丛及其分支 先确认颈 5~胸 1 神经根的前支,其中颈 5、颈 6 神经根的前支合并形成上干,颈 7 神经根的前支延续为中干,颈 8 神经根的前支与胸 1 神经根前支的一部分合并形成下干。各干向外下斜行,经锁骨上三角深部和锁骨后方进入腋窝。如腋窝内结构已完成解剖,则可沿各干向腋窝方向追寻,并辨认臂丛的完整形态。沿臂丛的上干或上干的后股找出肩胛上神经,沿颈 5 神经根追寻肩胛背神经。以上两神经向后分布至肩背部,故待肩背部解剖时再继续追寻。此外,在臂丛和中斜角肌之间寻找由颈 5、颈 6、颈 7 神经根的分支形成的胸长神经,此神经在第 1 肋外侧缘跨越前锯肌上缘进入腋窝。

(4)解剖锁骨下静脉 清理锁骨下动脉前方的锁骨下静脉。该静脉沿前斜角肌前方向内侧与颈内静脉汇合成静脉角,其末端收集颈外静脉。

(5)解剖锁骨下动脉 在前斜角肌内侧,清理锁骨下动脉第 1 段及其分支。在该段动脉的上壁,找出内侧的椎动脉和外侧的甲状颈干。在锁骨下动脉的下壁与椎动脉起点相对处找出胸廓内动脉。在锁骨下动脉后壁找出肋颈干。在斜角肌间隙内,清理被前斜角肌覆盖的锁骨下动脉第 2 段。在前斜角的外侧,修整锁骨下动脉的第 3 段,此段可发出颈横动脉或肩胛上动脉。

二、局部解剖知识与临床联系

(一)颈外侧区(颈后三角)的境界和分区

1. 境界

颈外侧区前为胸锁乳突肌后缘,后为斜方肌前缘,下为锁骨。三角的顶为皮肤、浅筋膜、颈阔肌、颈深筋膜浅层及其间的颈外静脉和颈丛皮神经等。三角的底为夹肌、肩胛提肌和前斜角、中斜角、后斜角肌,这些肌肉均被椎前筋膜所覆盖。

2. 分区

颈后三角又被肩胛舌骨肌分为上部较大的枕三角和下部较小的锁骨上大窝(锁骨上三角)。枕三角内重要的结构较少,主要是副神经。锁骨上大窝又名锁骨上窝、肩胛舌骨肌锁骨三角,含有许多重要结构,如臂丛和锁骨下动脉等。为了便于叙述,将锁骨上大窝的内容连同胸锁乳突肌区下部内容,合并在本章第五节进行介绍。

(二)副神经

副神经是第XI对脑神经,虽然中枢起源处有延髓根和脊髓根两部分,但支配胸锁乳突肌和斜方肌的神经,全部来自脊髓根。副神经跨过颈后三角时的表面定点是:由胸锁乳突肌后缘中、上 1/3 交界处穿出,斜往后下,进入斜方肌前缘下、中 1/3 交界处。副神经在颈后三角处位置表浅,紧贴颈深筋膜封套层。

临床联系

副神经淋巴结活检：临床上做颈淋巴结活检时，常摘取颈外侧深淋巴结的中群，其中紧密地与副神经接触的几个淋巴结，又称为副神经淋巴结。多数副神经淋巴结位于副神经的深面，若操作不慎，损伤副神经，将出现斜方肌的瘫痪。因神经在淋巴结的浅面，故手术时应先显露神经，然后再摘淋巴结。

第五节　颈根部的解剖

一、实验步骤与方法

（一）解剖椎动脉三角

用解剖刀离断胸锁关节,紧贴锁骨分离锁骨下肌,将锁骨翻向外。清除颈外侧区深筋膜,观察椎动脉三角的境界(即颈长肌外侧缘、前斜角肌内侧缘、锁骨下动脉第1段处),确认三角内的结构(包含椎动脉、椎静脉和甲状腺下动脉)。

（二）层次解剖

1. 解剖胸导管末端

在左静脉角或颈内静脉末端仔细寻认胸导管。它横过颈动脉鞘后方,再转向前下,跨越左锁骨下动脉前方注入静脉角。胸导管外形类似小静脉,壁薄呈串珠状外观,直径为1～5 mm。经颈动脉鞘后方向内下追踪胸导管至胸廓上口。在右静脉角处仔细寻认右淋巴导管,观察其注入右侧静脉角的情况。有时右颈干、右侧锁骨下干及右侧支气管纵隔干可单独注入右侧静脉角,此时,将出现右淋巴导管缺如情况。寻找胸导管及右淋巴导管时,注意辨认同侧的颈干、锁骨下干和支气管纵隔干。

2. 解剖迷走神经及右喉返神经

右迷走神经经颈内静脉后方和锁骨下动脉第1段前方进入胸腔,发出右喉返神经勾绕右侧锁骨下动脉走向后上,进入气管食管旁沟。左迷走神经经左颈总动脉和左锁骨下动脉之间进入胸腔。

3. 解剖锁骨上淋巴结及膈神经

解剖位于锁骨上大窝内的锁骨上淋巴结。这些淋巴结沿颈内静脉和颈横血管排列,其输出管集合成颈干,左侧注入胸导管,右侧注入右淋巴导管或直接注入静脉角。位于左颈根部静脉角处的淋巴结称为菲尔绍淋巴结(Virchow 淋巴结)。追踪膈神经,可见其在锁骨下静脉后方、前斜角肌表面下行进入胸腔。

4. 解剖甲状颈干

修整锁骨下动脉第 1 段,再次确认甲状颈干。找出甲状颈干分出的甲状腺下动脉、颈横动脉及肩胛上动脉。

5. 解剖椎动脉

在锁骨下动脉第 1 段甲状颈干内侧,确认椎动脉。它上行穿上位 6 个颈椎横突孔而入颅。

6. 解剖胸廓内动脉

在锁骨下动脉第 1 段下壁与椎动脉起点相对处,找到胸廓内动脉,可见其下行进入胸腔。

7. 观察锁骨下动脉的行径与毗邻

在前斜角肌内侧,修整锁骨下动脉第 1 段,在该段动脉的前方,右侧有右迷走神经,左侧有左膈神经,前下方有锁骨下静脉与其伴行;后方为胸膜顶。清理被前斜角肌覆盖的锁骨下动脉第 2 段,在前斜角肌的外侧修整锁骨下动脉第 3 段,臂丛的下干位于该段动脉的后方。在锁骨下动脉后方探查胸膜顶。

8. 解剖颈交感干

在颈动脉鞘的后方、迷走神经内侧寻找颈交感干。沿颈交感干向上、向下清理,可解剖出颈上神经节和颈中神经节。颈上神经节呈梭形,较大,易辨认;颈中神经节不明显。沿颈交感干向下追踪至胸膜顶后方,寻认颈下(星状)神经节。

二、局部解剖知识与临床联系

(一)颈根部境界

颈根部前界为胸骨柄,后界为第 1 胸椎椎体,两侧为第 1 肋。其中心标志是前斜角肌,此肌前内侧主要是往来于颈、胸之间的纵行结构,如颈总动脉、颈内静脉、迷走神经、膈神经、颈交感干、胸导管和胸膜顶等;前方、后方及外侧主要是往来于胸、颈与上肢间的横行结构,如锁骨下动脉、锁骨下静脉和臂丛等。

(二)内容及其毗邻

1. 胸膜顶

胸膜顶是覆盖肺尖部的壁胸膜,其突入颈根部,高出锁骨内侧 1/3 上缘 2 ~ 3 cm。前斜角肌、中斜角肌、后斜角肌覆盖胸膜顶前、外及后方。胸膜顶前方邻接锁骨下动脉及其分支、膈神经、迷走神经、锁骨下静脉,左侧还有胸导管;后方贴靠第1、2肋,颈交感干和第1胸神经前支;外侧邻臂丛;内侧邻气管、食管,左侧还有胸导管和左喉返神经。上方从第7颈椎横突、第1肋颈和第1胸椎体连至胸膜顶的筋膜,称为胸膜上膜,此膜又称希布森膜(Sibson膜),起悬吊作用。当行肺萎陷手术时,须切断上述筋膜,才能使肺尖塌陷。

2. 锁骨下动脉

锁骨下动脉左侧起自主动脉弓,右侧在胸锁关节后方起自头臂干,于第1肋外侧缘续于腋动脉。以前斜角肌为界,可将锁骨下动脉分为三段。

(1)第1段:位于前斜角肌内侧,胸膜顶前方,左、右侧前方都有迷走神经跨过,左侧还有胸导管或膈神经跨过。该段动脉的分支有:椎动脉、甲状颈干及胸廓内动脉。

(2)第2段:位于前斜角肌后方,上方紧邻臂丛各干,下方跨胸膜顶。

(3)第3段:位于前斜角肌外侧,第1肋上面,前下方邻锁骨下静脉,外上方为臂丛。此段动脉有时发出颈横动脉或肩胛上动脉。

3. 胸导管与右淋巴导管

胸导管沿食管左侧出胸腔上口至颈部,平第7颈椎,形成胸导管弓。胸导管前方为颈动脉鞘,后方有椎动脉、椎静脉、颈交感干、甲状颈干、膈神经和锁骨下动脉。胸导管多数注入左静脉角,有时也可注入左颈内静脉或左锁骨下静脉。左颈干、左锁骨下干及左支气管纵隔干通常注入胸导管末端,也可单独注入静脉。

右淋巴导管长1.0~1.5 cm,居右颈根部,接受右颈干、右锁骨下干和右支气管纵隔干,注入右静脉角。由于右淋巴导管出现率仅为20%左右,故有时各淋巴干也可直接注入右锁骨下静脉或右颈内静脉。

4. 锁骨下静脉

锁骨下静脉自第1肋外侧缘续于腋静脉。沿第1肋上面,经锁骨与前斜角肌之间,向内侧与颈内静脉汇合成头臂静脉。

5. 椎动脉三角

椎动脉三角内侧界为颈长肌,外侧界为前斜角肌,下界为锁骨下动脉第1段,尖为第6颈椎横突前结节。三角的后方有第7颈椎横突、第8颈神经前支及第1肋颈;前方有迷走神经、颈动脉鞘、膈神经及胸导管弓(左侧)等。三角内的主要结构有胸膜顶、椎动脉、椎静脉、甲状颈干、甲状腺下动脉、颈交感干及颈胸(星状)神经节等。

6. 颈深肌群包括内侧群和外侧群

颈深肌群的内侧群位于脊柱颈部的前方,有头长肌和颈长肌等,合称椎前肌,能屈头、屈颈。外侧群位于脊柱颈部的两侧,主要有前斜角肌、中斜角肌和后斜角肌,各肌均起自颈椎横突,前、中斜角肌分别止于第 1 肋上面的前斜角肌结节和锁骨下动脉沟的后方,后斜角肌止于第 2 肋。前、中斜角肌与第 1 肋之间形成一个三角形的间隙,称为**斜角肌间隙**,内有锁骨下动脉和臂丛通过。斜角肌的作用是在颈椎固定时,可上提肋,以助吸气;胸廓固定时,可使颈前屈,一侧收缩可使颈向同侧侧屈。

临床联系

　　锁骨下静脉临床应用及并发症:临床上广泛应用锁骨下静脉插管技术进行长期输液、心导管插管及中心静脉压测定等。由于锁骨下静脉壁与第 1 肋、锁骨下肌、前斜角肌的筋膜相愈着,破裂后难以自动闭合,故损伤后易导致空气栓塞。

第六章

胸部解剖

　　胸部介于颈部和腹部之间,上界为胸骨颈静脉切迹、胸锁关节、锁骨上缘、肩峰至第7颈椎棘突的连线,下界为剑突、肋弓、第11肋前端、第12肋下缘、第12胸椎。胸部由胸壁、胸腔及胸腔内器官组成。胸壁可分为胸前区、胸外侧区和胸背区。胸腔分为中部的纵隔、左右两侧的肺和胸膜区。胸腔内器官主要包括心、肺、食管、气管,出入心的大血管、胸腺(或胸腺遗迹)等。

第一节　胸壁的解剖

一、实验步骤与方法

(一)尸体放置

尸体仰卧位放置。

(二)确认体表标志

先在尸体上触摸确认以下体表标志(若先操作上肢,则此时予以复习)。

颈静脉切迹:胸骨柄上缘的凹陷。

胸骨角:胸骨柄与胸骨体结合处向前微隆起的横嵴。

剑突:为胸骨下部不规则的突起。

锁骨:参与构成胸部上界,其全长在皮下可触及,中、外侧 1/3 交界处下方的凹陷称为锁骨下窝。

肋和肋间隙:在胸骨角平面可触及第 2 肋,依次向下可触及下部的肋和肋间隙。肋和肋间隙是胸部和腹上部器官的定位标志。

肋弓:由 7~10 肋软骨依次联结而成,最低点平对第 2、3 腰椎体之间。两侧肋弓与剑胸结合共同围成胸骨下角,角内有剑突。

乳头:男性乳头平对第 4 肋间隙,女性乳头位置因乳房的形状不同而变动。

(三)观察复习胸前外侧壁的浅层结构

该部分已在上肢解剖时完成。如果先操作胸部,请参考第三章第一节相关内容,完成后继续以下步骤。翻开已解剖的皮肤,观察复习浅血管和皮神经。

(四)女性乳房的解剖

女尸乳房已于解剖上肢时从胸部浅层剥离,将剥离的乳房以乳头为中心,用刀尖沿放射状方向轻轻划开,仔细寻认,剖出输乳管,向中央追踪至乳头处,可见其膨大形成的输乳管窦,向外周追踪至乳腺叶。小心移除部分脂肪组织,修洁乳腺叶。

(五)解剖肋间隙

复习并向外侧翻开已解剖过的胸大肌,向上翻开胸小肌。

①在腋中线前方寻找穿出肋间隙的肋间神经的外侧皮支,在胸大肌起始附近寻找肋间神经的前皮支,常可见伴行的小血管(可作为寻找神经的标志)。

②观察前锯肌的起点,可见其大部分和腹外斜肌起点的肌齿交错。在第1~9肋骨上,将前锯肌自起点处剥离,向外侧翻起。在翻起的过程中,不要损伤支配该肌的胸长神经,可连同神经一起向外翻。

③将腹外斜肌自第4、5肋骨的起点处剥离,以暴露肋间隙结构。修洁第4、5肋间隙的肋间外肌,观察该肌肌束的走行方向。观察肌纤维由腱膜(肋间外膜)所替代的部位(肋骨与肋软骨结合处)。

④沿第4或第5肋骨下缘,用刀尖轻轻划开肋间外肌和肋间外膜(不宜过深,以免将肋间内肌同时划开),然后将肋间外肌和外膜整片翻向下方,下翻时可见肋间神经分支进入此肌并支配之。

⑤观察位于肋间外肌深面、肌纤维走行方向与之不同的肋间内肌。验证该肌的范围(自胸骨外侧缘向后至肋角处),自肋角向后,肋间内肌由腱膜(肋间内膜)所替代。沿第4或第5肋骨下缘切开肋间内肌(切开勿深,以免伤及肋间最内肌和肋间血管和神经),向下翻开肌片,暴露肋间最内肌。肋间最内肌仅存在于肋间隙中1/3部,并未扩展至肋间隙前、后端。查看肋间内肌和肋间最内肌二肌之间的血管、神经,并注意排列顺序。

⑥小心清除第4、5肋间隙前端的肋间外膜和肋间内肌,显露胸廓内动、静脉(纵行于距胸骨侧缘约1.25 cm处),注意位于血管深面的胸内筋膜和肋胸膜,切勿损伤。

(六)开胸

①用解剖刀切开两侧胸锁关节的关节囊,断离胸锁关节(此处需小心,易折断刀片),紧贴锁骨下面切断锁骨下肌,向外牵拉锁骨(若颈部操作中已将锁骨切除,可忽略此步)。

②沿腋中线附近,自上而下将第1~9肋间隙的肌肉逐步剥除,宽约2 cm,伸入手指轻轻推压肋胸膜,使其与胸内筋膜分离。若有胸膜感染,则壁胸膜与胸壁粘连不易分开。

③使用肋骨剪沿腋中线依次剪断第2~10肋,注意尽量剪成直线,并小心肋骨断端非常锐利,避免划伤手指。在前斜角肌附着处的内侧剪断第1肋。在胸骨柄处提起胸前壁,用手指或者刀柄伸入胸骨后方钝性分离结缔组织。寻找出两侧的胸廓内血管。

④从胸骨柄处将胸前壁掀起,边掀边用手指或刀柄将胸骨及肋深面的结构向后推开。于剑胸结合处剪开膈肌在胸骨剑突后面的附着点,由此向两侧紧贴肋切开膈肌的肋部附着点。进而将剪开的胸前外侧壁向下翻起,打开胸腔。注意在翻起的过程中,会遇到两侧胸廓内动脉的牵拉,可切断一侧胸廓内血管,使其附于胸前壁;另一侧血管不切断,将其从胸前壁游离下来(用手指向后推压),在下方因血管位于胸横肌前方,可切开该肌,继续游离血管。

(七)观察胸横肌

胸横肌起于胸骨剑突和胸骨体下份后面,肌纤维呈扇形,向上止于第2~6肋软骨内面和下缘,可降肋。

(八)解剖胸廓内动脉

修洁胸廓内动脉,追踪该血管至膈肌。证实胸廓内动脉向每个肋间隙发出2支肋间前动脉,试解剖一个肋间隙,查看其与肋间后动脉的吻合。寻找从主干发出的与膈神经伴行心包膈动脉,向下清理该动脉分出的两个终末支——腹壁上动脉和肌膈动脉。在追踪修洁该血管的同时,注意附近的淋巴结,即沿胸廓内动脉、胸廓内静脉周围排列的胸骨旁淋巴结。

二、局部解剖知识与临床联系

(一)骨性标志

1.胸骨

胸骨位于胸廓前部中央,位置表浅,易于触摸。胸骨角两侧与第2肋软骨相连,可作为计数肋骨的标志。胸骨角向后平对第4胸椎体下缘。经胸骨角的水平面在解剖和临床上有重要意义,是很多重要结构的标志:a.主动脉弓的起、止端;b.气管分叉;c.左主支气管与食管交叉处;d.胸导管由右向左移行处;e.上、下纵隔分界。

临床联系

胸骨骨髓穿刺:胸骨位置表浅,除了具有骨性标志外,作为扁骨,胸骨体内的骨髓终生为红骨髓,因而是临床上常用的骨髓穿刺部位。胸骨体上份前皮质薄而疏松,易于进针,是胸骨最佳穿刺部位。

2. **肋和肋间隙**

第1肋的大部分位于锁骨后方,难以触及。在胸骨角平面可摸到第2肋前部,由此依次向下可触及下部的肋和肋间隙。由第7~10肋软骨依次联结而成肋弓。肋是构成胸廓的主要部分,有支撑、保护和参与呼吸运动等重要功能。肋、肋间隙是胸部和腹上部器官的定位标志。

临床联系

肋骨骨折:单个或多根肋骨单处骨折,骨折两端肋骨仍能支持胸廓,对呼吸和循环功能影响较小。严重的闭合性胸部损伤导致多根多处肋骨骨折,使局部胸壁失去肋骨支撑而软化,并出现反常呼吸即吸气时软化区胸壁内陷,呼气时外突称为连枷胸。连枷胸不但影响呼吸功能,而且其产生的反常呼吸运动,使胸腔两侧压力不平衡,纵隔随呼吸摆动,影响血液回流,导致循环功能紊乱。

(二)皮肤

临床联系

胸部皮瓣:胸前部皮肤较薄,面积大,颜色质地与颌面部接近,可用于颌面部创伤的修复。在胸部各区域的皮肤都可找到带蒂的动脉,制成带血管蒂的皮瓣,如胸前内侧区皮瓣、胸前外侧区皮瓣等。

(三)浅筋膜

胸壁浅筋膜由脂肪组织和结缔组织构成。内含浅血管、淋巴管、皮神经和女性乳腺。

1. **动脉**

①胸廓内动脉的穿支,其中女性胸廓内动脉第2~4穿支较大,分支至乳房。

②肋间后动脉的前穿支和外侧穿支。

2. **静脉**

胸廓内静脉的穿支、肋间后静脉的前穿支和外侧皮支与同名动脉伴行。胸腹壁静脉,起于脐周静脉网,沿腹前壁斜向上外至胸侧壁上行,经胸外侧静脉注入腋静脉。

3. **皮神经**

(1)锁骨上神经 来自颈丛,分内侧、中间、外侧3组,分布于胸前壁第2肋以上的皮肤。

（2）肋间神经的外侧皮支和前皮支分布特点　节段性、带状分布；重叠分布。

4.女性乳房

（1）形态与位置　发育成熟女性的乳房呈半球形，位于胸前浅筋膜内，其境界为：上界至第2肋，下界至第6肋，内侧至胸骨旁线，外侧至腋中线。

（2）构造　由15～20个乳腺小叶组成。小叶借输乳管开口于乳头。输乳管以乳头为中心呈放射状排列，其近末端处膨大形成输乳管窦，位于乳晕深面。胸壁浅筋膜形成乳腺包囊及小叶间隔包被腺叶。连于皮肤与胸肌筋膜之间的纤维小隔称乳房悬韧带。

（3）血管　动脉来源于胸廓内动脉的分支、腋动脉的分支、上4对肋间后动脉的前穿支。静脉多与同名动脉伴行。

（4）淋巴回流

①乳房外侧部和中央部的淋巴管注入腋淋巴结前群，这是乳房淋巴回流的主要途径。

②乳房内侧部的淋巴管注入胸骨旁淋巴结，亦可与对侧的相吻合。

③乳房上部的部分淋巴管注入腋淋巴结尖群，部分注入腋淋巴结前群。

④乳房下内侧部淋巴管注入膈淋巴结前组，从而间接与膈和肝的淋巴管相通。

⑤乳房深部淋巴管经乳房后间隙注入胸肌间淋巴结或尖淋巴结。

⑥乳房浅淋巴网，左右两侧互相吻合。

临床联系

乳腺癌：是常见的女性乳房疾病。当癌细胞侵及乳房悬韧带时，使韧带相对缩短，相应部位皮肤内陷，出现"酒窝征"。当癌细胞侵及乳房淋巴管时，相应部位的淋巴回流受阻，淋巴水肿，造成乳房局部皮肤呈现"橘皮样"改变，为乳腺癌重要体征。正常情况下，乳房与胸肌筋膜间有一结缔组织间隙（乳房后间隙），乳房可轻度移动。乳腺癌时，癌组织浸润粘连，乳房可被固定于胸壁，移动受限。

乳腺脓肿：常需切开引流。不同部位的乳腺脓肿，应选择不同的切口。位于乳腺叶的脓肿，为了不损伤输乳管（沿乳头呈放射状排列），切口应做放射状。乳晕下脓肿应沿乳晕边缘做弧形切口，切开皮肤后做钝性分离引流脓液，愈合后切口瘢痕不明显。乳房后间隙脓肿易向下扩散，宜做低位切开引流。

乳房后间隙：是乳房与胸肌筋膜之间的间隙，内有疏松结缔组织和淋巴管，无大血管，是隆胸术假体植入的理想部位。

(四)深筋膜

胸前、外侧区的深筋膜分为浅、深两层。浅层覆盖于胸大肌表面,较薄弱,向上附着于锁骨,向下与腹部深筋膜相移行,内侧与胸骨骨膜相连,外侧在胸外侧壁处增厚,向后接胸背部深筋膜浅层。深层位于胸大肌深面,上端附于锁骨,向下包裹锁骨下肌和胸小肌,在胸小肌下缘处与浅层融合,与腋筋膜相续,并覆盖在前锯肌表面。其中位于喙突、锁骨下肌和胸小肌上缘的部分称**锁胸筋膜**。位于锁胸筋膜深面的胸内、外侧神经和胸肩峰动脉的分支经此筋膜穿出至胸大肌、胸小肌,头静脉和淋巴管穿经此筋膜入腋腔。

(五)肌层

胸前区、胸外侧区肌层由胸肌和部分腹肌组成。由浅至深大致分为四层。第一层为胸大肌、腹外斜肌和腹直肌上部,第二层为锁骨下肌、胸小肌和前锯肌,第三层为肋间肌,第四层为贴于胸廓内面的胸横肌。部分胸上肢肌的起止点、主要作用和神经支配可见表6-1。

表6-1 部分胸上肢肌的起止点、主要作用和神经支配

肌	位置和形态	起点	止点	主要作用	神经支配
胸大肌	胸上部浅层,呈扇形	锁骨内侧半、胸骨和第1~6肋软骨	肱骨大结节嵴	前屈、内收和内旋肩关节	胸内、外侧神经
胸小肌	胸大肌的深面,呈三角形	第3~5肋	肩胛骨喙突	拉肩胛骨向前下	胸内侧神经
前锯肌	胸侧壁,起始部呈锯齿状	第1~9肋	肩胛骨内侧缘和下角	拉肩胛骨向前并紧贴胸廓	胸长神经

临床联系

胸壁肌皮瓣:胸廓外浅层肌大部分起点范围大,止点范围小,呈扇形,血供来源多,位置表浅,常用来制作肌皮瓣。如胸大肌肌皮瓣、胸小肌肌皮瓣、前锯肌肌皮瓣等。胸大肌血供主要来源于胸肩峰动脉、胸廓内动脉穿支和胸外侧动脉,运动神经为胸前神经。可根据部位制作成胸大肌锁骨部肌皮瓣、胸大肌胸肋部肌皮瓣和胸大肌腹部肌皮瓣。

（六）肋间隙

12 对肋之间形成 11 对肋间隙。肋间隙的宽窄不一,上位肋间隙较下位宽,前部较后部宽,并随姿势而改变。肋间隙内有肋间肌、肋间神经和肋间后血管等结构。

1. 肋间肌

肋间肌位于肋间隙内,由浅入深为肋间外肌、肋间内肌和肋间最内肌。

（1）肋间外肌　位于肋间隙浅层,起于上位肋的下缘,止于下位肋的上缘,纤维斜向前下方,肌纤维从肋结节处开始,至肋软骨处移行为腱膜,称肋间外膜。有上提肋和吸气的作用。

（2）肋间内肌　位于肋间外肌深面,肌纤维向前上。起于下位肋上缘,止于上位肋的下缘,肌纤维起自胸骨侧缘,至肋角处向后移行为腱膜,称肋间内膜。有下降肋和呼气的作用。

（3）肋间最内肌　位于肋间内肌深面,肌纤维与肋间内肌相同,两肌之间有肋间血管、神经通过。该肌只存在于肋间隙中 1/3 部,故在肋间隙的前、后部,肋间血管、神经直接与胸内筋膜相贴。有下降肋和呼气的作用。

2. 肋间隙的血管、神经

肋间隙的血管、神经包括肋间后动脉、肋间后静脉和肋间神经。

肋间的血管和神经在肋间隙后部,即肋角内侧位于肋间隙中间,其排列顺序不定。在肋角前方,肋间后动脉、肋间后静脉和肋间神经行于肋间内肌和肋间最内肌之间,紧贴肋沟前行,其排列顺序自上而下为静脉、动脉和神经。在腋中线以前,肋间后动脉的侧副支及伴行静脉沿下位肋骨的上缘前行。

临床联系

　　肋间隙:不同部位的肋间隙宽窄不一。通常上位肋间隙较宽,下位较窄。同一肋间隙的前部较宽,后部较窄,前份以第 2、3、4 肋间隙最宽。手术结扎胸廓内动脉时多在此处进行。

　　肋间隙内的肋间后血管、肋间神经从脊柱至肋角一段走形不恒定,在肋角外侧,动脉和神经的主干及其下支分别沿肋沟和下位肋上缘前行。故做胸腔穿刺时,为避免损伤血管和神经,不宜在肋角内侧进针。在近肋角处,穿刺应于下位肋的上缘进针;在肋角外侧,应于肋间隙中部进针。临床上胸腔穿刺常在肩胛线第 8 或第 9 肋间隙进行。

　　胸前外侧壁手术入路：施行胸部手术时，常用的入路有前部和外侧两种。前入路在正中线上纵行劈开胸骨，可以避开大血管，进行心脏手术。手术完毕后以不锈钢丝缝合胸骨。在外侧入路，经肋间隙进入胸腔，可进行肺和位于心脏后面结构的手术。

　　微创胸部手术（VATS）：是在肋间隙处做几个约 1 cm 的小切口，分别插入微型摄像头和操作器械进行手术。通过此可进行肺叶切除、活检、食管切除等手术。

　　进入胸膜腔的手术入路需经以下层次：皮肤、浅筋膜、深筋膜、肌肉（因切口位置不同而异），切断肋骨经肋床或切开肋间肌经肋间隙、胸内筋膜及壁胸膜。

　　肋间神经阻滞：上位肋间神经分布于胸壁的皮肤和壁胸膜，下位（7～11）肋间神经分布于腹壁皮肤和壁腹膜，当胸腹部软组织挫裂伤修复、肋骨骨折等需要减缓疼痛时，可应用麻醉剂对肋间神经进行阻滞。阻滞常在外侧皮支发出之前，即在腋中线进针。进针时必须在肋骨下缘，使针尖接近肋沟，使麻醉剂渗入到神经周围。在腋中线处，血管神经的排列由上到下为静脉、动脉和神经，位于肋间内肌和肋间最内肌之间。并发症包括刺破壁胸膜引起的气胸和刺破血管引起的出血。

（七）胸内筋膜

　　胸内筋膜为被覆于胸壁内侧面的一层菲薄而致密的结缔组织膜，其与壁胸膜之间有丰富的疏松结缔组织。

临床联系

　　胸内筋膜与壁胸膜之间有疏松结缔组织，手术时，将手或器械伸入此处，可使壁胸膜与胸壁分离。此膜在脊柱两侧较厚，临床上可经此处剥离壁胸膜，实行后纵隔手术。胸内筋膜向上覆盖于胸膜顶上部并增厚，称为胸膜上膜，即 Sibson 膜，对胸膜顶有保护和固定作用；向下覆盖于膈的上面，称为膈上筋膜。

（八）膈

　　膈位于胸、腹腔之间，向上呈穹隆状封闭胸廓下口，受膈神经支配。膈中央部为中心腱，周围部为肌纤维。根据肌纤维起始部位不同，分为胸骨部、肋部和腰部。各部起始点间缺乏肌纤维，形成三角形肌间裂隙。裂隙的上下面仅覆以筋膜和胸膜（或腹膜），是膈的薄弱区，如腰肋三角、胸肋三角等。膈上有主动脉裂孔、食管裂孔和腔静脉孔，分别通过主动脉、食管和下腔静脉。

临床联系

　　在膈的薄弱处或裂孔处,腹腔器官凸向胸腔,可形成膈疝。较常见的是经腰肋三角形成的膈疝和经食管裂孔形成的食管裂孔疝。食管裂孔周围组织较疏松,固定力差,老年时尤甚,胃贲门部由此突入胸腔形成食管裂孔疝。主动脉裂孔和腔静脉孔因周围组织比较坚固致密,且血管本身具有弹性,不易成疝。

第二节　胸膜和肺的解剖

一、实验步骤与方法

（一）观察胸膜顶

将锁骨复位,可见胸膜顶在锁骨内侧 1/3 段突向上方 2~3 cm。

（二）观察胸膜前界

两侧胸膜前界自胸膜顶向下逐渐靠近,在第 2~4 肋水平之间,两侧前界在中线稍偏左侧相互接触或重叠。自第 4 肋以下,左、右胸膜前界又分开,右侧垂直向下达第 6 胸肋关节处移行为下界。左侧在第 4 胸肋关节处向左倾斜,沿胸骨左缘下行至第 6 肋软骨移行为胸膜下界。

观察位于第 2 肋以上、第 4 肋以下的两侧胸膜前界之间有两个三角形的无胸膜区,即上胸膜间区(胸腺三角)和下胸膜间区(心包三角),分别与胸腺和心包相关。

（三）打开胸膜腔

沿锁骨中线,于第 2~6 肋之间将肋胸膜纵行切开,再分别沿切口上下两端做横切口(注意仅切开肋胸膜,勿伤及脏胸膜和肺),打开胸膜腔。如果腔内有液体,用纸巾或吸引器吸出。

将手伸入胸膜腔探查壁胸膜的分部及各部的范围(注意肋骨的断端,避免划伤手)。a. 用手向上探查胸膜顶,可见其突向锁骨内 1/3 上方 2~3 cm。b. 探查左右胸膜前界。c. 探查肋胸膜与膈胸膜之间的返折线,即胸膜下界。一般在第 6 肋软骨向外下方,在锁骨中线与第 8 肋相交,在腋中线与第 10 肋相交,在肩胛线与第 11 肋相交,近后正中线处平第 12 胸椎棘突。

（四）探查肺根和肺韧带

在胸膜腔内摸触肺根,证实肺根连于纵隔。在肺根内可触摸到硬的结构,为肺血管内的血凝块或主支气管内的软骨。在左、右纵隔胸膜靠近肺根的下方,掀起肺下部,摸认、观察肺韧带(即张于肺与纵隔之间的双层胸膜)。

（五）肋纵隔隐窝和肋膈隐窝

探查肋纵隔隐窝和肋膈隐窝,观察它们的位置、形状以及与肺的关系。

（六）观察肺

原位观察肺的位置、形态和分叶(此时仅观察肋面),查看肺尖突入颈根部的结构,比较肺与胸膜下界的关系。

（七）取肺

观察原位肺后,将肺向外侧牵拉,露出肺根及肺韧带,用剪或解剖刀于肺和纵隔中点处切断肺根,注意不要伤及纵隔,取出肺。

（八）观察离体肺的形态

肺表面湿滑光亮,包被有胸膜的脏层。观察肺尖、肺底、肋面和纵隔面,以及肺的前、后、下缘。

在纵隔面,观察相邻结构形成的压迹。在右肺有心压迹、食管压迹、奇静脉弓压迹、上腔静脉压迹。在左肺有心压迹、主动脉弓压迹、胸主动脉压迹。

用手伸入肺裂中,扪摸各肺裂的相对面,同样为胸膜覆盖,湿润光滑。

（九）查看肺门和肺根的结构

辨认主支气管、肺动脉和肺静脉,观察其相互关系。从结构上,可通过管壁有无软骨分辨主支气管和血管,通过血管壁的厚薄分辨动脉和静脉。在位置上,主支气管通常位于肺血管之后,而肺动脉位于肺静脉之上。

除观察上述主要结构外,寻找观察营养肺组织的支气管动脉、淋巴结、淋巴管和内脏神经纤维等。

(十)解剖支气管及其分支(研究生操作)

用钝头镊子剥去肺组织,在肺门处先显示主支气管,然后向肺内追踪,分离鉴定叶支气管。在左肺,分离出上叶和下叶支气管;在右肺,分离出上叶、中叶、下叶支气管。在本操作过程中应注意观察与支气管壁有密切关系的支气管血管,与支气管有一定伴行关系的肺动脉,以及肺静脉与肺段的关系。

继续向肺内钝性分离追踪,证实肺段支气管,扪触肺段支气管包含有软骨片(非半环状)。将探针插入每一肺段支气管,循此将肺组织剥去2~3 cm,同时除去淋巴结。

注意肺有丰富的神经支配,主要来源于肺前、后丛。交感神经分布来源于左右交感干,副交感神经来源于左、右迷走神经。

二、局部解剖知识与临床联系

(一)胸膜与胸膜腔

胸膜是覆盖于肺表面、胸壁内面、纵隔两侧以及膈上面的一层浆膜。覆盖于肺表面的胸膜称胸膜脏层或脏胸膜,它与肺实质紧密粘连并伸入肺裂内,又称肺胸膜。覆盖于胸壁内面、膈上面及纵隔两侧面的胸膜称胸膜壁层或壁胸膜。脏胸膜、壁胸膜在肺根处互相反折移行,包绕肺根并下延形成双层的肺韧带。脏胸膜、壁胸膜共同包围形成的潜在的、密闭的空隙,称为胸膜腔。胸膜腔内为负压,压力随呼吸运动而变动。胸膜腔内有少量浆液,以减少呼吸时两层胸膜之间的摩擦。

(二)壁胸膜的分部和胸膜隐窝

1.壁胸膜的分部

壁胸膜因其覆盖部位不同分为四部。其中,肋胸膜衬于胸壁内面、较厚,与胸壁内面之间有胸内筋膜,易于剥离。纵隔胸膜衬于纵隔两侧,呈矢状位,中部包绕肺根移行于脏胸膜。膈胸膜覆盖于膈的上面,与膈紧密粘贴,不易剥离。胸膜顶包被肺尖表面,突入颈根部,呈圆顶状,高出锁骨内侧1/3段上方2~3 cm。

2.胸膜隐窝

在壁层胸膜各部相互移行处的间隙,肺缘不伸入其间,称为胸膜隐窝。其中最大的是**肋膈隐窝**。肋膈隐窝位于肋胸膜与膈胸膜相互移行处,左右各一,呈半环状,是直立时胸膜腔的最低处。胸膜炎症的渗出液或外伤所致胸腔内出血首先积聚于此处,故此处为临床胸膜腔穿刺的部位。肋纵隔隐窝是肋胸膜与纵隔胸膜的前缘转折移行处,左侧者较明显,与左肺心迹相当。膈纵隔隐窝位于膈胸膜与纵隔胸膜之间,因心尖向左侧突出而形成隐窝。该隐窝仅存于左侧胸膜腔。

(三)胸膜界的体表投影

胸膜界即壁胸膜各部之间的转折线,也是胸膜腔的界线。胸膜前界为肋胸膜与纵隔胸膜在前面的返折线,其两侧均起自胸膜顶,趋向前下,经胸锁关节的后方,向内下方至胸骨角平面,两侧彼此接近。在中线附近平行下降,至第4肋软骨处又彼此分开。右侧几乎垂直下降,至第6胸肋关节处移行于下界。左侧在第4肋间隙平面弯向左侧,在胸骨侧缘外侧2~3.5 cm处斜越第5肋软骨、第5肋间隙,约在左胸骨旁线处达第6肋软骨,与胸膜下界相续。由于两侧胸膜前界在第2~4软骨平面之间相互靠拢,而向上、向下彼此分开,因而在胸骨后方形成两个三角形区。上方的呈倒三角形,称**上胸膜间区**,为胸腺和及疏松结缔组织所占据,又称胸腺三角。下方的称**下胸膜间区**,内有心包及心,故又称心包三角。

胸膜下界为肋胸膜返折至膈胸膜的反折线,其投影两侧大致相同。右侧者在剑突后方续接其前界下端,左侧者在第6肋软骨后方续其前界。两侧均斜向下外,在锁骨中线与第8肋相交,在腋中线与第10肋相交,在肩胛线与第11肋相交,在接近后正中线处,平第12胸椎棘突。

临床联系

胸膜的神经:脏胸膜由肺丛的内脏感觉神经分布,对触摸和冷热等刺激不敏感,但对牵拉刺激敏感。壁胸膜由脊神经的躯体感觉神经支配,对机械性刺激敏感,外伤或炎症时可引起剧烈疼痛。肋间神经分布于肋胸膜和膈胸膜周围部,该处胸膜受刺激时疼痛沿肋间神经向胸壁和腹壁放射。膈神经分布于胸膜顶、纵隔胸膜和膈胸膜中央部,该处胸膜受刺激时引起的颈肩部牵涉性疼痛对疾病的诊断有重要意义。

胸腔积液:正常生理状态下,成人胸膜24小时能产生100~200ml液体,处于产生和重吸收的动态平衡中。仅有少量液体存在于胸膜腔中。任何原因使液体产生增多或吸收减少,胸膜腔内液体超出正常范围,称为胸腔积液。研究表明,胸膜腔内的液体主要产生于胸膜顶壁胸膜,正常状态下,胸膜顶产生的液体顺压力梯度向胸膜腔底部流动,主要由底部膈胸膜和纵隔胸膜上的淋巴孔重吸收,经淋巴管排出。胸膜炎时,一方面胸膜分泌液体大量增加,另一方面排出量降低,造成积液。过多的液体聚集在胸膜腔,压迫肺,导致呼吸困难。这些液体可能是胸膜渗出过多的浆液或血胸引起的血液。

气胸:正常情况下,胸膜腔为一潜在性腔隙,内为负压,没有气体,有少量液体。胸腔内出现气体,临床上称为气胸。常见于两种情况:a.外源性创伤引起胸膜腔与外界交通,外界空气经胸壁创口随呼吸进出胸膜腔,形成开放性气胸。b.内源性肺或支气管破口于胸膜腔,气体进入胸膜腔。气胸时,受伤侧胸膜腔负压被破坏,肺萎陷,丧失呼吸功能。

胸腔镜检查:是一种通过胸腔镜进入胸腔进行诊断或展开治疗的方法。经肋间隙进入壁胸膜,做小切口,可进行观察、活检,也可以处理一些胸腔疾病(如分离粘连,去除斑块等)。

胸膜炎:正常情况下,呼吸过程中光滑而湿润的胸膜在临床听诊时不会产生明显的声音,然而胸膜炎(胸膜的感染)时胸膜变得粗糙,用听诊器可听到摩擦音,如同手指捻头发的声音。发炎的胸膜表面也会使壁胸膜和脏胸膜产生粘连。急性胸膜炎表现为尖锐刺痛,在用力时(如爬楼梯)呼吸的幅度和频率增加时表现尤为明显。

(四)肺的形态与位置

肺位于胸腔内,借肺根和肺韧带固定于纵隔两侧。肺呈半圆锥形,分肺尖、肺底、二面和三缘。肺尖钝圆,高出胸廓上口突入颈根部,高出锁骨内侧段的上方 2~3 cm。肺底略向上凸,与膈穹上面一致。左肺底隔着膈与肝左叶、胃底及脾相邻。右肺底则与肝右叶相邻,因此右肺底较左肺底高。肺下缘和前缘薄锐,后缘钝圆。外侧面膨隆与胸壁内面相贴,又称肋面。内侧面朝向纵隔称纵隔面,此面中央凹陷处即肺门,是主支气管、肺血管和淋巴管及神经出入肺的部位。

(五)肺的体表投影

肺的前界几乎与胸膜前界相同,仅左肺前缘在第 4 胸肋关节高度沿第 4 肋软骨急转向外至胸骨旁线处弯向外下,至第 6 肋软骨中点续为肺下界。肺下界左右基本相同,比胸膜下界体表投影略高,肺与胸膜下界的体表投影见表 6-2。当平静呼吸时,在锁骨中线与第 6 肋相交,在腋中线越过第 8 肋,在肩胛线与第 10 肋相交,在后正中线附近达第 10 胸椎棘突平面。当深呼吸时,肺下界可上下移动约 3 厘米。

表 6-2 肺与胸膜下界的体表投影

	锁骨中线	腋中线	肩胛线	后正中线
肺下界	平第 6 肋	平第 8 肋	平第 10 肋	平第 10 胸椎棘突
胸膜下界	平第 8 肋	平第 10 肋	平第 11 肋	平第 12 胸椎棘突

(六) 肺裂、肺叶与肺段

左肺由斜裂分为上、下两叶,右肺除了斜裂,还有一水平裂,所以右肺可分为上、中、下三叶。一般各叶间的裂隙都不完整,尤其水平裂,有时甚至缺如。

肺裂的投影:两肺斜裂的体表投影基本相同。由第3胸椎棘突向外下方,在腋中线越过第5肋间隙,继而至锁骨中线与第6肋相交的斜线,即斜裂的投影线。水平裂的体表投影基本与右侧第4肋前半一致,在腋中线与斜裂相交。从上述投影线可以看出,两肺的下叶偏下、偏后,物理检查时须注意此解剖特点。

支气管肺段:每一个段支气管和与它相连的肺组织合称为一个支气管肺段,简称肺段。

肺段呈圆锥形,尖端朝向肺门,底朝肺表面,各肺段均有一定的部位,相邻肺段之间有薄层结缔组织分隔,肺段间静脉行于其间。每段内有肺段动脉、肺段支气管和支气管血管支并行,相邻肺段间的肺段动脉互不吻合。肺段在形态上和功能上都有一定的独立性。临床上可根据病变的范围,施行肺段切除术。

肺段的分法和名称颇不统一,较常用的是将左、右两肺各分为10个段。右肺上叶分为3段,中叶2段,下叶5段;左肺上、下叶各分5段。但是,左肺上、下各有两个肺段的支气管常共干。因此,左肺通常可分为8段。肺段及肺段支气管名称及编号见表6-3。

表6-3　左右肺的肺叶、支气管和肺段

肺	肺叶	叶支气管	肺段支气管	肺段	肺	肺叶	叶支气管	肺段支气管	肺段
右肺	上叶	上叶支气管	尖段支气管 BⅠ 后段支气管 BⅡ 前段支气管 BⅢ	尖段 SⅠ 后段 SⅡ 前段 SⅢ	左肺	上叶	上叶支气管上干	尖后段支气管 BⅠ+BⅡ 前段支气管 BⅢ	尖后段 SⅠ+SⅡ 前段 SⅢ
	中叶	中叶支气管	外侧段支气管 BⅣ 内侧段支气管 BⅤ	外侧段 SⅣ 内侧段 SⅤ			上叶支气管下干	上舌段支气管 BⅣ 下舌段支气管 BⅤ	上舌段 SⅣ 下舌段 SⅤ
右肺	下叶	下叶支气管	上段支气管 BⅥ 内侧底段支气管 BⅦ 前底段支气管 BⅧ 外侧底段支气管 BⅨ 后底段支气管 BⅩ	上段 SⅥ 内侧底段 SⅦ 前底段 SⅧ 外侧底段 SⅨ 后底段 SⅩ	左肺	下叶	下叶支气管	上段支气管 BⅥ 内侧前底段支气管 BⅦ+BⅧ 外侧底段支气管 BⅨ 后底段支气管 BⅩ	上段 SⅥ 内侧前底段 SⅦ+SⅧ 外侧底段 SⅨ 后底段 SⅩ

临床联系

肺叶的变异：有些人的斜裂或水平裂可能不完全，甚至缺如，从而出现肺叶数目异常。偶尔也会有副裂，进而出现左肺3叶，右肺2叶，甚至左肺上叶也可能没有小舌。

肺的结构：肺由肺实质和肺间质构成，表面由脏胸膜包被。肺实质主要包括肺内各级支气管和肺泡，间质包括肺内血管、淋巴管、神经和结缔组织。气管分出的主支气管为一级分支，主支气管分出的叶支气管为二级分支，叶支气管分出的段支气管为三级分支。每一肺段支气管及其分支分布的肺组织构成支气管肺段，内含肺段支气管、肺段动脉和支气管血管。段间静脉收集相邻肺段的静脉血，肺段动脉与段支气管伴行，终末支分布于肺段的边缘。

（七）肺根与肺门

肺根是由主支气管、肺动脉、肺静脉、支气管动脉和静脉以及神经、淋巴管等结构被疏松结缔组织联结，外包以胸膜而成，是一粗大的支气管血管束。此处的胸膜呈袖套状，上半包绕肺根，下半形成肺韧带，两者都是脏胸膜和纵隔胸膜反折相互移行之处，肺韧带内有小血管，切除肺下叶时要仔细加以结扎。

肺根各结构进出肺的部位即肺门，临床常称此处为第一肺门，而将肺叶支气管、肺动脉、静脉出入肺叶之处称为第二肺门，后者位于肺斜裂的深处。

（1）肺根各结构的位置关系 肺根与各结构由前向后，左、右肺相同，即上肺静脉、肺动脉、主支气管和下肺静脉。由上而下，左、右肺略有不同，左侧为肺动脉、主支气管、上肺静脉和下肺静脉；右侧为上叶支气管、肺动脉，中、下叶支气管、上肺静脉和下肺静脉。两侧的下肺静脉位置最低，靠近或包在肺韧带内。切开肺韧带时，注意勿伤及下肺静脉。

（2）肺根的毗邻关系 左肺根的前方有左膈神经、左心包膈血管和左迷走神经的肺前支；上方有主动脉弓由右前向左后跨过；后方则有胸主动脉、左迷走神经主干及其肺后支。右肺根的前方有上腔静脉、右心房、右膈神经、右心包膈血管、右迷走神经的肺前支；上方有奇静脉弓由后向前跨过；后方则为奇静脉、右迷走神经主干及其肺后支。

（3）第二肺门各结构的位置关系 一般肺动脉均在肺门的上部，支气管居中，肺静脉在下方，但右肺上叶支气管在肺动脉的上方。

(八)肺的血管

肺有两套血管,一套是参与气体交换的功能性肺血管,即肺动脉、肺静脉;另一套是向肺提供营养的支气管血管,即支气管动脉、支气管静脉。

1.肺动脉

肺动脉干起自右心室的动脉圆锥,在主动脉弓下方分成左右肺动脉。左肺动脉横过胸主动脉前方弯向左上,在左主支气管前方入左肺门;右肺动脉较长,在主动脉升部和上腔静脉的后方,奇静脉弓的下方进入右肺门。

2.肺静脉

肺静脉有4条,即左、右上肺静脉、左、右下肺静脉。肺静脉出肺门汇入左心房。左上肺静脉来自左肺上叶,右上肺静脉收集右肺上、中叶的血液,左、右下肺静脉分别收集两肺下叶的血液。

3.支气管动脉

左支气管动脉一般为两支,平第4~6胸椎高度起自胸主动脉;右支气管动脉一般为1~2支,多数起自第3肋间后动脉,或起自左支气管动脉。左、右支气管动脉均沿支气管后壁入肺门。

4.支气管静脉

支气管静脉出肺门沿支气管背侧走行,左侧的注入半奇静脉,右侧的注入奇静脉,有的直接注入上腔静脉。支气管静脉在肺内与肺静脉有广泛的吻合。

(九)肺的淋巴回流与神经

肺的淋巴管可分深浅两组。浅组收集脏胸膜深面的淋巴,汇入支气管肺淋巴结。深组引流肺内支气管、肺血管壁及结缔组织的淋巴,汇入沿支气管、肺动脉分支排列的肺淋巴结。然后汇入支气管肺淋巴结。

肺的神经来自肺前、后丛,分别位于肺根的前方和后方。肺丛由迷走神经和胸1~5交感干神经节发出的节后纤维构成。肺丛的分支随血管和支气管入肺。迷走神经的传入纤维分布于支气管的黏膜、脏胸膜和肺的结缔组织,形成呼吸反射弧的传入部分。迷走神经传出纤维管理支气管平滑肌的收缩和腺体分泌。交感神经的传出纤维管理支气管平滑肌的舒张。

临床联系

胸部 X 线片：胸部 X 线检查是胸、肺部常用的检查方法。最常见的胸部 X 线片是后–前（PA）投影的胸部正位片，主要用于检查胸廓、呼吸系统和心血管结构。不同组织和器官会在胸片表现为不同密度的阴影，肺组织含气部分显示为透亮区域，称为肺野。正常情况下，两侧肺野透亮度相同，肺叶间、肺段间无明显分界。

肺切除：支气管肺段的解剖知识对于解释肺的影像学检查是必不可少的。明确这些肺段对外科切除病变肺段也非常重要。支气管和肺的异常如肿瘤、脓肿常定位于一个支气管肺段内，可经外科予以切除。在治疗肺癌时，可根据病变范围切除整个肺、整叶肺，或一个肺段。

肺不张：系指一个或多个肺段或肺叶的容量或含气量减少。可由段支气管的阻塞引起。由于阻塞肺段内原有的气体逐渐吸收入血，肺段因而塌陷。肺不张通常伴有受累区域的透光度降低，邻近结构（支气管、肺血管、肺间质）向不张区域聚集，有时可见肺泡腔实变，其他肺组织代偿性气肿。

肺栓塞：血栓阻断肺动脉是常见的致病和致死原因。当血凝块、脂肪、气泡随血液循环进入肺动脉就可以形成肺栓塞。栓子由右心室进肺动脉，可能栓塞肺动脉，也可能栓塞其分支。由于肺动脉运输右心室的静脉血液，肺栓塞部分或全部阻断进入肺的血液，引起肺或其部分虽有通气，但没有血液灌流。当大的栓子阻塞肺动脉，患者会由于血液中氧分压的降低出现急性呼吸窘迫。此外，由于血液不能由右心室至肺，右心急性扩张增大（急性肺心病），患者可能在数分钟内死亡。中等大小的栓子会阻塞肺段的动脉，产生血管供应区肺组织坏死（肺梗死）。

当体力劳动者有肺栓塞时，常由侧支循环供应血液，因此发生肺梗死的可能性较小。但肺循环受损的患者，如慢阻肺患者，肺栓塞则常引起肺梗死。

肺癌：多数癌组织来源于细支气管的黏膜，表现出持续的咳嗽、咯血，在痰中可检测到癌细胞。原发性肿瘤在放射学检查中可见为肺的局部增大斑，早期转移至支气管肺门淋巴结，进一步到其他胸部淋巴结。常见的转移部位为脑、骨、肺和肾上腺。肿瘤细胞也可侵犯肺血窦或小静脉进入体循环。通常当支气管源性的肿瘤发展时，癌细胞的代谢引起锁骨上淋巴结肿大。因此，锁骨上淋巴结曾被称为"哨兵淋巴结"，因为他们的增大提示医生在胸部或腹部存在恶性疾病的可能。近些年来，"哨兵淋巴结"的名称又被用来指代首先接受含癌症区的淋巴回流，不论位置，经注射含放射活性示踪剂的蓝色染料（锝–99）显示。

气管隆嵴：是气管镜检查时辨认左右主支气管起点的标志，成人由中切牙至气管隆嵴的长度约为 26.20 cm。当气管镜检查看到气管隆嵴变形，常是肺癌转移至气管支气管下淋巴结的征兆之一。

第三节　纵隔的解剖

一、实验步骤与方法

(一)观察纵隔

在解剖纵隔之前,先从前面和两侧予以观察,了解纵隔重要内容的布局。解剖时,应钝性将两侧纵隔胸膜从纵隔的左、右两侧面剥离,以肺根为标志观察左、右侧面的主要结构。通过观察可见纵隔左、右侧面的结构并非对称,右侧面可以看到若干大静脉,而左侧面可以看到若干大动脉。

1. 纵隔前面观

在幼儿标本,辨认鉴定上纵隔内的胸腺和中纵隔的心包,查看腺的分叶和腺与心包的相对大小。小儿胸腺较发达,成人胸腺萎缩,称胸腺剩件,仅留些脂肪结缔组织。

2. 纵隔左侧面观

中部有左肺根,左肺根上方是主动脉弓,前方为心包,后方为胸主动脉。可见主动脉弓向上发出的左颈总动脉和左锁骨下动脉。左头臂静脉横过主动脉弓分支的前方,主动脉弓右后方为气管和食管胸部。左膈神经和左迷走神经从主动脉弓前方下降,前者行于左肺根前方,与心包膈血管伴行贴心包侧壁下降,后者行于左肺根后方。于胸椎左侧可见左侧交感干胸部,其内侧有副半奇静脉和半奇静脉。

3. 纵隔右侧面观

右肺根上方是奇静脉弓,向前注入上腔静脉,后者于主动脉升部右侧入心包。可见头臂干自主动脉弓发出后分为右颈总动脉和右锁骨下动脉。心包后方有食管胸部和主动脉胸部下行。右膈神经自上腔静脉右侧下行,经右肺根前方,与右心包膈血管伴行贴心包侧壁下行。右迷走神经在上腔静脉后内侧,依附气管胸部右侧经右肺根后方下行。于胸椎右侧可见右侧交感干的胸部,其内侧有奇静脉。

(二)解剖上纵隔

1. 观察胸腺

在上胸膜间区内钝性剥离胸膜和结缔组织,寻认观察胸腺(婴幼儿)或胸腺遗迹(成人)。

2. 解剖上腔静脉和头臂静脉

剔除胸腺或胸腺遗迹,修洁左、右头臂静脉,追踪至两者的汇合处(常在右侧第1肋软骨下缘后方),即上腔静脉的始端。向下追踪上腔静脉,可见其经过右肺根的前方下行。观察奇静脉弓跨越右肺根上方汇入上腔静脉。查认头臂静脉的主要属支,即椎静脉、胸廓内静脉、甲状腺下静脉。将左头臂静脉在接近上腔静脉处切断,翻向左上方。将上腔静脉及相连的右头臂静脉和奇静脉翻向右侧。

3. 解剖主动脉弓及其三大分支

在上腔静脉左侧修洁主动脉升部的心包外段,及自右前方弯向左后方的主动脉弓和其三大分支(即头臂干、左颈总动脉和左锁骨下动脉),追踪主动脉弓至第4胸椎左侧移行为胸主动脉处。

4. 查看并修洁连于主动脉弓末段与左肺动脉起始处之间的动脉韧带和其外侧的左喉返神经

仔细寻认经主动脉弓左前方下降的左膈神经和左迷走神经,注意这两条神经在主动脉弓上方相互交叉的情况。观察由左膈神经、左迷走神经和左肺动脉共同围成的**动脉导管三角**,动脉韧带、左喉返神经位于此三角内。

5. 修洁右膈神经和右迷走神经

右膈神经从右锁骨下动静脉之间进入胸腔,沿右头臂静脉及上腔静脉右侧向下经右肺根前方,伴右心包膈血管贴心包右侧壁下行至膈。

在右锁骨下动、静脉间分离出右迷走神经,可见其向下贴于气管胸部的右侧,于右头臂静脉和上腔静脉的后内侧下行,并沿奇静脉内侧,经右肺根后方至食管右后方,沿途分支参与形成右肺前丛、右肺后丛和食管丛。在右锁骨下动脉下方,找出由右迷走神经发出的右喉返神经。

6. 在上纵隔范围内确认食管、气管

认清食管、气管之间的位置关系,从气管向下,可见气管杈(位于胸骨角平面)。寻找气管两侧的淋巴结,观察后将其剔除。

7. 解剖支气管和气管(研究生操作)

在气管杈稍上方触摸气管的前后壁,感受其"C"型软骨。用剪刀纵行剪开左、右主支气管前壁,切口相遇于气管权,继续向上剪开气管约 3 cm,从前面打开气管权,辨认气管隆嵴（特殊的气管软骨）。比较左、右主支气管的差别。

(三)解剖中纵隔

1.切口

分别沿左、右膈神经的前方,在心包前壁上各做一纵向切口,上端至大血管根部,下端至距膈约 2 cm 处;再在两纵切口下端之间做一横切口,向上翻开心包前壁,打开心包腔。

2.探查心包窦

在心包腔内,以左手示指和中指经主动脉升部与上腔静脉之间向左插入,手指可从肺动脉主干和左心房之间穿出,手指所通过的间隙即**心包横窦**。提起心尖,将手伸入心脏后面,探查位于左心房后壁和左、右肺静脉根部之间与下腔静脉左侧和心包后壁之间的间隙,此间隙即**心包斜窦**。在心包前壁与下壁移行处的隐窝即心包前下窦。

3.观察原位心的位置和毗邻

心位于中纵隔的心包内,约 2/3 在中线左侧,1/3 在中线右侧。心脏的两侧及前面大部分被肺和胸膜所遮盖,只有前面一小部分与胸骨体下半左侧及左侧第 4~5 肋软骨相邻接,之间仅隔以心包。心的后方邻食管、迷走神经和胸主动脉。心的下方为膈,上方与出入心的血管(主动脉、肺动脉和上腔静脉)相连。

4.观察心后面的毗邻

在膈上面切断下腔静脉,将膈神经从心包表面游离,自膈中心腱剥离心包,将心包和心脏翻向上,查看其后方的毗邻结构:气管、支气管、食管及位于他们前面及两侧的淋巴结。

5.取心(研究生操作)

在上腔静脉注入心脏的上方 1 cm 处切断上腔静脉;向前上提起心尖,在心包斜窦的边缘处切断左、右肺静脉(不要伤及左心房);在胸骨角高度切断升主动脉;在肺动脉口上方切断肺动脉。切断心包横窦和斜窦之间的两层心包,移出心。

6.观察心的外形

观察心尖、心底、两面(胸肋面和膈面)、三缘(左缘、右缘、下缘)、四沟(冠状沟、前室间沟、后室间沟、后房间沟)的结构。

7.解剖心的静脉(研究生操作)

心的血管及围绕它们的脂肪位于心包脏层(心外膜)和心肌之间。多数心的静脉是冠状窦的属支,较冠状动脉表浅,先予以解剖。

①在心膈面的冠状沟内辨认较膨大的冠状窦。

②钝性分离,清理脂肪和覆盖着冠状窦表面的心外膜,修洁冠状窦。注意冠状窦长

2~2.5 cm,开口于右心房(待打开右心房时查看)。

③查看冠状窦,追踪至它接收心大静脉之处。

④在心胸肋面钝性分离心大静脉,证实其沿前室间沟从心尖到冠状窦。注意有属支引流左心室血到心大静脉或冠状窦。

⑤在后室间沟内,寻找和修洁心中静脉至冠状窦。

⑥在下腔静脉附近、冠状窦末端的右侧寻找心小静脉,追踪其至心前面,沿心下缘走行。

⑦在心前面,辨认心前静脉,跨越右心房和右心室之间的房室沟,经过右冠状动脉的浅面,直接注入右心房。

8. 解剖冠状动脉(研究生操作)

①从升主动脉向内观察主动脉瓣及其围成的主动脉窦,分别为左瓣(窦)、右瓣(窦)、后瓣(窦)。在主动脉左窦,查看左冠状动脉的开口,将钝头的探针或合拢的镊子尖从开口伸入左冠状动脉,在心表面左心耳和肺动脉干之间观察或触摸探针(或镊子)尖端,此处即为左冠状动脉的初始部。

②从升主动脉起始处和左心耳下方钝性分离左冠状动脉。其主干很短,初居肺动脉干之后,继位于肺动脉干与左心耳之间前行,分为前室间支和左旋支。

③在前室间沟内,分离前室间支(前降支),不要损伤心大静脉。

④在左侧冠状沟内分离左冠状动脉旋支,追踪可见其与冠状窦伴行,发出数个分支营养左心室后壁。

⑤解剖右冠状动脉。在主动脉右窦内寻找右冠状动脉口,用探针或镊子尖伸入口内。在右心耳和升主动脉之间的心表面观察或触摸探针(镊子)尖,明确该处为右冠状动脉的起始部。

⑥掀起右心耳,分离右冠状动脉。

⑦辨认右房前支,由右冠状动脉起始部发出,沿右心房前壁朝向上腔静脉方向上行,发出窦房结支,营养窦房结。

⑧沿冠状沟向右追踪右冠状动脉,寻找辨认在心下缘附近发出的右缘支。

⑨继续在冠状沟内修洁右冠状动脉到心的膈面,在接近后室间沟处,发出后室间支,与心中静脉伴行。

⑩追踪后室间支到心尖处,观察其与前室间支的吻合。

⑪观察房室交点,为后室间沟与冠状沟交汇处,注意来源于右冠状动脉的房室结动脉在此发出。

9. 解剖右心房(研究生操作)

①用镊子轻轻夹起右心耳前壁,沿其上缘下方向右剪开,至上腔静脉与右心耳交界处下

方。转向下,沿界沟剪开至右心耳与下腔静脉交界处上方,再稍向左侧水平切少许,用镊子将切开的部分心房前壁向左翻起,打开右心房。

②用镊子移除心房内的血凝块,在水池内用水淋洗右心房腔,使其清洁。

③在右心房前壁内面,观察确认梳状肌,可见其接近水平状,与纵行的界嵴相连。在上部观察上腔静脉口。在下部,观察下腔静脉口及其瓣膜。在右心房后壁上,观察确认冠状窦口及瓣膜,用探针或镊子尖端插入冠状窦,观察其位于冠状沟内。在房间隔上观察卵圆窝,其下缘的卵圆窝缘相对增厚。

④部分心传导系的结构位于右心房壁,但在解剖时肉眼不可见。在已经解剖并染色的标本上熟悉这些结构。窦房结位于右心耳和上腔静脉交界处的心外膜下。房室结位于房室交界的深面,冠状窦开口的上方。

⑤观察右房室口,用探针证实血流从右心房进入右心室的路径。

10. 解剖右心室(研究生操作)

①用手指触摸确认肺动脉瓣的位置。

②紧靠肺动脉瓣的下方,用剪刀或手术刀在右心室前壁做一短的水平切口,右侧距右心耳约 1 cm,向下平行于冠状沟剪开,至接近心下缘。在切开时需小心,勿损伤位于深面的房室瓣。

③将手指插入切口,触摸室间隔,可以前室间沟为参照。

④从上述水平切口的左端,前室间沟右侧,距水平切口约 2 cm,且与水平切口平行,向下切至接近心下缘。

⑤用手指或镊子将切开的心室前壁翻向下,打开心腔。

⑥用镊子小心移除血凝块,轻轻淋洗心内腔。

⑦确认右房室口和三尖瓣,根据瓣的位置分辨前尖、隔侧尖和后尖。

⑧观察连于瓣膜和乳头肌顶端的腱索,理解腱索功能。

⑨辨认由室壁伸向室腔的乳头肌,根据所在部位将乳头肌分为前侧、隔侧、后侧三组。前乳头肌最大,隔侧乳头肌小,可能是多个。注意每个乳头肌的腱索附着于两个瓣膜的相邻边缘。

⑩观察右心室内壁的条索状肌肉隆起——肉柱。辨认隔缘肉柱(节制索)。隔缘肉柱从室间隔延伸至前乳头肌基部,内含右束支到前乳头肌的传导纤维。

⑪观察肺动脉口,肺动脉口下方是锥形的动脉圆锥(又称漏斗部),内壁光滑无肉柱。观察肺动脉瓣,有前、左、右三个肺动脉瓣,中点增厚的部分为半月瓣小结。肺动脉瓣与肺动脉

壁之间的袋状间隙为肺动脉窦。

11. 解剖左心房（研究生操作）

在左心房后壁四条肺静脉之间做一倒"U"形切口（注意不要损伤肺静脉口），向下翻开，移除血凝块，清洗心房内腔。注意在左心房内壁，除了心耳部分内壁粗糙以外，其余表面光滑。查看肺静脉开口。观察左房室口，用探针或镊子探索血流从心房到心室的通道。

12. 解剖左心室（研究生操作）

解剖左心室有两种方法。

方法一：在前室间沟左侧0.5 cm处，自心尖向主动脉根的方向切开左心室前壁直至左肺动脉下方，再自第一切口中部沿冠状沟下方0.5 cm处环形切开左心室前壁及后壁直至距后室间沟0.5 cm处。翻开切片，注意左心室壁较厚，不可用力牵拉，以免扯断腱索，损伤瓣膜。用水清洗干净。观察左心室内部的二尖瓣、腱索、乳头肌、主动脉口等结构。

方法二：此法将切断左冠状动脉的前室间支和心大静脉。从上面观察主动脉，确认右瓣、左瓣和后瓣三个半月形主动脉瓣。在左、右瓣之间剪开主动脉前壁，该切口几乎平行于左冠状动脉。继续向下切开主动脉与左心室交界处，切断前室间支和心大静脉。在前室间沟左侧约2 cm，与前室间沟平行将切口延续至心尖。打开左心室和升主动脉，去除血凝块，用水洗内腔。在左心室内，辨认左房室瓣，分辨前瓣和后瓣。观察前、后乳头肌及其相连的腱索，左心室内壁隆起的肉柱，以及主动脉瓣和主动脉窦，在左、右窦内寻找左、右冠状动脉口。

13. 观察心间隔（研究生操作）

在房间隔上查看卵圆孔，将食指和拇指分别放在房间隔的左右两侧，触摸、比较卵圆窝处较房间隔其他部分薄。查看并用手指触摸室间隔的肌部和膜部（位于主动脉右瓣附着处下方），体会其不同结构。将室间隔对着光线观察，可见膜部为半透亮区。

（四）解剖后纵隔和上纵隔后部

由于后纵隔和上纵隔后部的结构大多连续，故同时解剖。

1. 解剖食管、胸主动脉

①在已显露相关结构的基础上，观察、解剖食管，应特别注意食管与两侧纵隔胸膜的关系。如果已切除心，将其放回心包，从右侧查看心和食管的位置关系。证实食管紧邻左心房和部分左心室的后方。

从气管两侧稍分离即可显露食管上段，用手指将食管与心包后壁分离，用剪刀或解剖刀小心切除心包斜窦部的后壁,显露食管下段及胸主动脉。

清理食管及胸主动脉,寻认沿它们周围排列的淋巴结,即纵隔后淋巴结,辨认后可去掉。复查左、右迷走神经与食管的关系。左迷走神经在主动脉弓前方下行,经肺根后方至食管左前方,分散形成食管前丛,向下再合成前干。右迷走神经在食管和气管的右侧下行,经肺根后方至食管右后面形成食管后丛,向下合成后干。

②提起食管,仔细寻认发自胸主动脉的食管动脉,可见其在不同的高度从后方进入食管。在胸骨角平面,左主支气管的后方,寻认由胸主动脉发出的支气管动脉。

将胸主动脉推向右侧,在胸主动脉左后壁分离出 1～2 支左肋间后动脉。用同样的方法,从胸主动脉右后壁分离出 1～2 条右肋间后动脉。观察该部位的肋间后动脉、肋间后静脉及肋间神经的位置排列关系。

2. 观察奇静脉、半奇静脉和副半奇静脉

先将食管推向右侧,显露半奇静脉、副半奇静脉,并分别向上、向下追踪。可见半奇静脉接受左下部肋间后静脉和副半奇静脉,于第 7～10 胸椎高度向右汇入奇静脉。副半奇静脉收集左上部肋间后静脉,注入半奇静脉或奇静脉。

将食管推向左侧,显露奇静脉,向下追踪至膈,向上追踪至奇静脉呈弓形跨过右肺根注入上腔静脉处,查看右侧肋间后静脉多注入奇静脉。

3. 观察胸导管

将食管推向右侧,在奇静脉与胸主动脉之间寻认胸导管。胸导管色较白,壁薄,呈念珠状。向上追踪胸导管,确定它在何处转向左侧,继沿食管左侧向上追踪至颈部,观察胸导管注入左颈静脉角的结构。向下追踪至胸导管与胸主动脉一起穿膈的主动脉裂孔处。

4. 解剖胸交感干及其分支

用无钩镊小心撕去胸椎体两侧的肋胸膜,并拨开其周围的胸内筋膜,可见呈链状的交感干位于肋头的前方,交感干的膨大部分即椎旁节,节间的细支即节间支。用镊子提起交感干,可见有小支与肋间神经相连,此即交通支。在解剖时,几乎不能通过颜色判断灰、白交通支,通常靠外侧的为白交通支。

沿交感干向上清理,约在第 1 肋颈处寻找星状神经节。向下清理,寻认由第 5～10 椎旁节发出的神经向内下合并形成的内脏大神经。在内脏大神经的外侧,寻认自第 10、11 或 12 椎旁节发出分支组成的内脏小神经。第 12 胸交感神经节发出内脏最小神经。内脏大、小神经和最小神经向下穿膈脚进入腹腔。

二、局部解剖知识与临床联系

(一)纵隔概述

1. 纵隔

纵隔是两侧纵隔胸膜之间所有器官和组织的总称。其上界为胸廓上口,下界为膈,前界为胸骨及两侧肋软骨的一部分,后界为胸段脊柱,两侧为纵隔胸膜。

2. 纵隔区分

三分法 以气管和气管杈的前壁与心包的后壁所形成的冠状面为界,将纵隔分为前、后纵隔,前纵隔又以胸骨角与第4、5胸椎间平面分为上、下纵隔。

四分法 以胸骨角至第4胸椎下缘的平面为界,先将其分为上、下纵隔;下纵隔又以心包为界分为三部,其中心包与胸骨之间为前纵隔,心包和心脏以及出入心脏的大血管根部所占据的区域为中纵隔,心包与脊柱之间的部分为后纵隔。

3. 纵隔的观察

(1)纵隔前面观 上纵隔内,幼儿胸腺较发达,成人胸腺萎缩,称胸腺剩件;下纵隔主要为心包前面。

(2)纵隔侧面观 纵隔的结构并非左右对称,心脏偏左。纵隔的右侧面可以看到或摸到若干静脉,而左侧面则可以看到和扪到若干大动脉。左、右主支气管的上方都有一血管弓跨越的隆起。右主支气管上方为奇静脉弓,左主支气管上方为主动脉弓。

(3)纵隔右侧面观 中部有右肺根,肺静脉位于肺根前份,主支气管位于肺根后份,二者之间有肺动脉。肺根的前下方是心包隆突。心包隆突向上续连上腔静脉和右头臂静脉,向下续连下腔静脉。右膈神经及心包膈血管自上而下沿右头臂静脉及上腔静脉的右侧下降,行经肺根前方,继续沿心包右侧及下腔静脉的右侧下降,最终终于膈。右迷走神经在上腔静脉后内侧,依附气管胸部右侧经右肺根后方下行。心包及肺根后方有食管。气管位于食管与右头臂静脉之间。

(4)纵隔左侧面观 中部有左肺根,左肺根内各结构的位置排列与右肺根相似。肺根前下方为心包形成的隆突,较右侧者大。隆突上延为呈弓形的由前向后跨越左肺根上方的主动脉弓,继而在后纵隔内向下移行为胸主动脉。心包下半与胸主动脉之间可见食管。左膈神经及心包膈血管于主动脉弓左前方和左肺根之前,继续沿心包左侧面下行至膈。左迷走神经在主动脉弓左前方下行,继经左肺根后方下降。左锁骨下动脉、脊柱和主动脉弓围成食管上三角,内有胸导管和食管上份。心包、胸主动脉和膈围成食管下三角,内有食管下份。

临床联系

纵隔移位:在活体,纵隔可以适度移动,例如肺、心、大血管有节律的运动,食管在吞咽时可扩张。当一侧气胸时,纵隔向对侧移位。

纵隔镜:纵隔镜检查常作为诊断方法。可不开胸获取气管、支气管淋巴结的标本。在颈部中线胸骨上窝做一小切口,插入镜子。向下可显露气管分杈以下的区域,常用于明确诊断或诊断支气管癌症的转移程度。随着电视纵隔镜的问世,显著扩大了术者的视野和手术操作的舒适性,提高了手术野的清晰度,增加了安全性。目前电视纵隔镜主要用于纵隔淋巴结和肿瘤活检、支气管囊肿摘除、胸腺切除及纵隔积存物的引流或清除等。

(二)上纵隔

器官和结构由前向后大致分为 3 层,前层有胸腺、左右头臂静脉和上腔静脉,中层有主动脉弓及其分支、膈神经和迷走神经,后层有气管、食管、胸导管和左喉返神经等。

临床联系

动脉导管三角:由左膈神经、左迷走神经和左肺动脉围成,内有动脉导管(或动脉韧带)、左喉返神经和心浅丛。该三角是手术中寻找动脉导管的部位。在施行动脉导管结扎术时,注意勿损伤左喉返神经。在纵隔肿瘤或主动脉弓瘤时,左喉返神经也可能受压。左喉返神经受损,可导致左侧声带麻痹,声音嘶哑。

(三)心

1. 位置与毗邻

心位于中纵隔,左、右肺之间,外被覆心包,约 2/3 在人体中线左侧,1/3 在人体中线右侧。心的两侧及前面大部分被肺和胸膜所遮盖,只有前面一小部分与胸骨体下半左侧及左侧第 4~5 肋软骨相邻接,之间仅隔以心包,故左侧第 4 肋间隙前端常为心内注射的进针部位。心的后方邻食管、迷走神经和胸主动脉,心下方为膈,心上方与出入心的血管(主动脉、肺动脉和上腔静脉)相连。

2. 外形

心呈倒置的、前后略扁的圆锥形,尖朝左前下方,底朝右后上方。心呈左偏左旋位,其长轴倾斜,与正中矢状面约成45°角。

心有一尖、一底、两面、三缘和四沟。

心尖:朝向左前下方,与胸前壁邻近。在左侧第5肋间隙锁骨中线内侧1～2 cm处,可看到或扪及心尖搏动。

心底:呈方形,朝向右后上方,有出入心的大血管相连。后面与食管等后纵隔器官相邻。

两面:胸肋面朝向前上方,稍向前膨隆,大部分由右心房和右心室构成,小部分由左心耳和左心室构成。膈面朝向后下方,位于膈的上方,由左、右心室构成。

三缘:心右缘较垂直,主要由右心房构成。心左缘斜行,钝圆,由左心耳和左心室构成。心下缘近似水平,较锐,大部分由右心室构成。近心尖处有心尖切迹。

四沟:冠状沟接近冠状位,为一不完整的环形(前方被肺动脉干所中断),是心房和心室分界的表面标志。前室间沟和后室间沟分别在心室的胸肋面和膈面,从冠状沟走向心尖切迹,它们分别与室间隔的前缘、下缘一致,是左、右心室分界的表面标志。前、后室间沟在心尖切迹处会合。后房间沟位于心底,是右心房与左心房交界处的浅沟,与房间隔后缘一致,是左、右心房分界在心表面的标志。

后房间沟、后室间沟与冠状沟的相交处称房室交点,是心表面的一个重要标志。此处是左、右心房与左、右心室在心后面相互接近之处,其深面有重要的血管和神经等结构。

3. 心的体表投影

心外形的体表投影个体差异较大,也可因体位而产生变化,通常采用4点连线法来确定。

(1)**左上点** 位于左侧第2肋软骨的下缘,距胸骨侧缘约1.2 cm处。

(2)**右上点** 位于右侧第3肋软骨上缘,距胸骨侧缘约1 cm处。

(3)**右下点** 位于右侧第七胸肋关节处。

(4)**左下点** 位于左侧第5肋间隙,距前正中线7～9 cm。

左右上点连线为心的上界,左右下点连线为心的下界。右上点与右下点之间微向右凸的弧形连线为心的右界,左上点与左下点之间微向左凸的弧形连线为心的左界。

(四)心包

心包包裹心脏和大血管根部,可分为纤维性心包和浆膜性心包。

1. 纤维性心包

纤维性心包是一坚韧的结缔组织囊,向上与出入心脏的大血管的外膜相移行,下方与膈的中心腱相连。具有保护和支持心脏的作用,但缺乏伸展性,当心包有积液时不易扩展,以致液体压迫心脏,妨碍心脏的正常搏动及静脉回流。

2. 浆膜性心包

浆膜性心包分脏、壁两层。脏层包于心脏的表面,称为心外膜;壁层紧贴于纤维性心包内面。两层在出入心脏的大血管根部相互移行。

3. 心包腔

浆膜性心包的脏、壁两层之间所围成的腔隙称心包腔。内含少量液体,有润滑作用,可减少心脏搏动时的摩擦。

心包腔在大血管根部附近不规则,形成一些较大腔隙,即心包窦。

(1)**心包横窦**　位于主动脉、肺动脉与上腔静脉、左心房之间。施行心脏直视手术时,常用长钳通过横窦钳夹升主动脉和肺动脉干以暂时阻断出心的血液。

(2)**心包斜窦**　位于心包后壁与左心房,左、右肺静脉和下腔静脉之间。心包斜窦较深,往往是心包炎积液之处。在坐位或半卧位时,心包腔最低处位于心尖处,因此心包积液多聚积于此处。因其略偏左侧,靠近胸前壁,既不被心脏所充满,又无胸膜与肺覆盖,是心包穿刺的良好部位。

心包的毗邻类似心脏,其前部的一部分直接与左侧第4~6肋软骨的前部、第4~5肋间隙及胸骨下左半部相邻,称心包裸区。心包前壁的前面有称为胸骨心包韧带的结缔组织连于胸骨后面,起固定心包作用。

临床联系

　　心包穿刺术: 主要用于引流心包腔内积液,降低心包腔内压,避免心包填塞。亦可通过穿刺抽取心包积液,进行检查以判定积液的性质,鉴别诊断心包疾病,还可通过心包穿刺向心包腔内注射药物。常规穿刺点根据剑突下途径和心尖部途径分为两种。其中剑突下途径以左剑肋角为穿刺点,以30°角向左肩方向进针。穿刺层次包括:皮肤、浅筋膜、深筋膜、腹直肌、膈、纤维性心包和浆膜性心包壁层。心尖部穿刺途径:一般为左侧第5或第6肋间隙心浊音界内侧2 cm处为穿刺点,朝向后上方指向脊柱方向进针。穿刺层次依次为皮肤、浅筋膜、深筋膜、胸大肌、肋间肌、胸内筋膜、纤维性心包和浆膜性心包壁层。近年来,心包穿刺可在床旁超声指导下进行,大大提高了操作的安全性和准确性。超声可确定进针最佳位置,穿刺点为从皮肤到达心包内积液较多处的最短距离,同时进针路径上无重要器官,通常在腋前线第6或第7肋间隙。

(五)食管胸部

食管胸部上平胸廓上口接食管颈部,经上纵隔进入后纵隔,穿膈的食管裂孔移行为食管腹部。

上段行于中线稍左,至第 4~5 胸椎之间有左主支气管跨过,以后复位于中线,并沿胸主动脉右侧下降,在通过膈以前,经胸主动脉前方又行于中线左侧。

食管的毗邻 食管的前方有气管、气管杈、左主支气管,并隔心包与左心房及部分左心室毗邻,当左心房肥大时,可向右后方压迫食管;食管与胸椎之间有胸导管、奇静脉、胸主动脉和右侧肋间后动脉;食管左侧有主动脉弓及胸主动脉;其右侧有奇静脉上段及奇静脉弓,其余部分与纵隔胸膜相接触。

食管的血液循环、淋巴回流及神经支配 食管的动脉来源较多,有胸主动脉发出的食管动脉和来自支气管动脉、肋间后动脉及膈上动脉的分支。食管静脉与动脉伴行,汇入奇静脉、半奇静脉或副半奇静脉。

食管胸部上段的淋巴回流至纵隔前淋巴结和气管支气管淋巴结,中段回流至纵隔后淋巴结,下段回流至胃左或膈上淋巴结。食管胸部另有部分淋巴管直接回流至胸导管。

食管接受胸交感干的分支和迷走神经的食管支支配。

临床联系

食管的狭窄:在第一和第三狭窄处有功能性括约肌,可将食管与咽、胃隔开,使食管腔内保持略低于大气压的状态。除了吞咽动作外,括约肌收缩,食管上下端处于闭合状态,防止空气从咽进入食管和胃内容物反流入食管。第二处狭窄在生理上并无功能意义,但为异物嵌顿、穿孔和食管癌的好发部位。

食管胸部的动脉为多源性,各动脉间的吻合不丰富,尤其是食管下胸段更差。手术中游离食管时,牵拉或钳夹会导致黏膜下或肌间小血管断裂形成血肿。吻合口附近的小血管剥离、结扎过多,会使局部缺血坏死而影响愈合,是形成食管瘘的因素。食管静脉丛向下与胃左静脉属支有丰富吻合,当肝门静脉高压时,可导致食管静脉曲张,甚至破裂出血。

食管癌:可经淋巴结转移,以胃左淋巴结、肺食管旁淋巴结、气管支气管淋巴结、Virchow 淋巴结转移为主。其中胃左淋巴结沿胃左血管分布,下胸段食管癌转移至此最常见,而中胸段食管癌也可转移至此。肺食管旁淋巴结位于食管两侧,胸主动脉前方,心包后方,其输出淋巴管注入胸导管,部分注入气管旁淋巴结和气管支气管淋巴结,上、中胸段食管癌可转移至此。Virchow 淋巴结位于左侧颈根部静脉角旁,中、下胸段食管癌可转移至此,但已经属于晚期。

（六）胸主动脉

胸主动脉上端自第 4 胸椎体下缘续于主动脉弓,下端于第 12 胸椎处穿过膈的主动脉裂孔而移行为腹主动脉。

胸主动脉前面自上而下为左肺根、心包后壁、食管和膈,后邻脊柱、半奇静脉和副半奇静脉,左近左纵隔胸膜,右靠奇静脉、胸导管和右纵隔胸膜。

临床联系

主动脉狭:胎儿的主动脉弓与胸主动脉移行处的管径较狭窄,称为主动脉狭。其位置约平对第 3 胸椎。婴儿出生后随动脉导管闭合,主动脉狭扩张而消失。如果不消失,则形成主动脉缩窄,是一种先天性心脏病。

主动脉弓:幼儿主动脉弓位置较高,向上可达胸骨柄上缘,做气管切开时应予以注意。主动脉弓毗邻复杂,左前方为左纵隔胸膜、左肺、左膈神经、左迷走神经、心包膈血管、交感干和迷走神经发出的心支。右后方有气管、食管、胸导管、左喉返神经和心深丛。当主动脉弓发生动脉瘤时,可压迫气管、左主支气管、食管、左喉返神经,出现呼吸、吞咽和发音障碍等。

（七）胸导管

胸导管起自乳糜池,经膈的主动脉裂孔入胸腔后纵隔,在胸主动脉和奇静脉之间上行,至第 5 胸椎平面斜行向左,沿食管左缘与左纵隔胸膜之间上行至颈部,注入左静脉角。胸导管的毗邻见表 6 – 4。

表 6 – 4　胸导管的毗邻

下段（第 5 胸椎平面以下）		上段（第 4 胸椎平面以上）	
前	食管	前	颈总动脉
后	右肋间后动脉和脊柱	后	脊柱
左	胸主动脉	左	锁骨下动脉和纵隔胸膜
右	奇静脉和纵隔胸膜	右	食管和左喉返神经

临床联系

胸导管:是人体最大的淋巴管。根据统计,其类型有正常型、双干型、分叉型、右位型、左位型。其中正常型(单干型)最多见,约占84.66%;双干型以两干起始,在纵隔内上行时于不同平面合为一干,约占10.66%;分叉型在腹部以单干起始,入纵隔后分为两支,分别注入左、右静脉角约占3.33%;右位型始终位于胸主动脉右侧,注入右静脉角;左位型始终位于胸主动脉左侧,注入左静脉角。右位型和左位型约各占0.66%。

胸导管下段与胸椎关系密切,胸椎骨折时可能合并胸导管损伤,可出现乳糜胸。胸导管上段与左纵隔胸膜相邻,下段与右纵隔胸膜相邻,上段损伤常合并左胸膜囊破损,淋巴液进入胸膜腔引起左侧乳糜胸,下段损伤常引起右侧乳糜胸。胸导管各段之间与右淋巴导管之间有广泛的吻合,胸导管与奇静脉、肋间后静脉也有交通,结扎胸导管一般不会引起严重的淋巴淤积现象。

第七章

腹部解剖

　　腹部位于胸部和盆部之间,由腹壁、腹腔及腹腔内容物组成。腹壁主要由肌和筋膜等软组织构成,仅在后部有脊柱支持。腹壁围成腹腔,容纳消化及泌尿等系统的器官和血管、神经、淋巴等结构。腹腔上界为膈,下界为骨盆上口,因此,腹腔的范围大于腹部的体表境界,部分上腹部器官位于胸廓内。

第一节　腹壁的解剖

（一）尸体放置

尸体仰卧位放置。

（二）触摸确认体表标志

在尸体上触摸确认以下体表标志。

1. 骨性标志

剑突、肋弓、髂前上棘、髂嵴、耻骨结节和耻骨联合上缘（在胸部和下肢解剖时已观察或解剖，此处予以复习）。

2. 软组织标志

脐：位于腹前正中线上，一般平第3、4腰椎体间。

腹白线：位于腹前正中线上，介于左、右腹直肌鞘之间，由两侧的腹直肌鞘纤维彼此交织而成。此线在脐以上较宽，脐以下则较狭窄，中部有圆形的腱环，称脐环。

半月线：即腹直肌外侧缘，呈凸向外的弧线，由耻骨结节向上达第9肋软骨尖。

腹股沟：位于腹部和股部之间的浅沟，深面有腹股沟韧带。

（三）腹部分区

用刀背在尸体腹部划线，进行分区（4分法和9分法）。明确各区的位置和名称。

（四）切口

自胸骨剑突沿正中线向下切至脐，环形绕过脐后继续向下切至耻骨联合上缘。自剑突沿肋弓向外切至腋中线（若胸部、上肢先操作，则此步已完成），自耻骨联合沿腹股沟切至髂前上棘（若下肢先操作，则此步已完成），将皮片翻向外侧。

注意做皮肤切口、翻皮时要浅，以免损伤皮下的结构。

（五）解剖腹壁浅层结构

1. 解剖探查浅筋膜

沿正中线轻轻划开浅筋膜，辨认浅筋膜在脐下分为脂肪层（浅层）和膜性层（深层）。

在髂前上棘平面，水平切开浅筋膜（包括脂肪层和膜性层），用刀柄或手指在其深面向内探查，可见膜性层在正中线与腹白线愈着，在中线外侧其深面有一较疏松间隙，此间隙在腹股沟韧带下方约一横指处终止，膜性层在此融合于阔筋膜；在耻骨结节内侧，该间隙越过耻骨前面通向会阴浅隙。

2. 浅筋膜内解剖

在浅筋膜内解剖寻找出以下几个结构。

（1）浅血管　在下腹部浅筋膜浅、深两层之间，根据其走行找寻并修洁腹壁浅动脉、腹壁浅静脉，旋髂浅动脉，旋髂浅静脉（若已完成下肢解剖，此时可从股动脉或大隐静脉向上追踪）。

①腹壁浅动脉：起自股动脉，越过腹股沟韧带中、内 1/3 交界处，向上内走向脐部。

②旋髂浅动脉：起自股动脉，沿腹股沟韧带行向髂嵴。

③腹壁浅静脉、旋髂浅静脉：与同名动脉伴行，注入大隐静脉。

（2）皮神经

①下六对胸神经（肋间和肋下神经）前皮支：在腹白线两侧 2~3 cm 处寻找，证实其穿腹直肌鞘而达皮下，自上而下呈阶段性分布。其中正对脐者为第十胸神经前皮支。找出 2~3 支即可。

②下六对胸神经（肋间和肋下神经）外侧皮支：在腋中线附近寻找，证实其于腹外斜肌起始处穿出至皮下，向前下方行走分布于腹壁。

③髂腹下神经：在皮下环上方穿腹外斜肌腱膜至皮下。

④髂腹股沟神经：随精索或子宫圆韧带由皮下环穿出，分布至股内侧、阴囊或大阴唇皮下。

3. 剔除浅筋膜

找出上述结构后，剔除浅筋膜，但需尽量保留已找出的血管和神经。

（六）解剖腹壁深层结构

1. 腹白线

在正中线上观察位于两侧腹直肌鞘之间的腹白线，可见其上宽下窄的形态。

2.腹直肌及腹直肌鞘

观察位于腹前部的腹直肌鞘及其外缘的半月线。于腹直肌鞘中线处自上而下纵行切开鞘前层,分别在切口的上、下端做横行切口,将鞘前层向两侧翻开(需割开腹直肌腱划与鞘前层的连接),观察腹直肌的形态和起止,查看其腱划的位置和数目。游离腹直肌内、外侧缘,在外侧缘处观察下5对肋间神经及肋下神经穿过腹直肌鞘后层入鞘,并发支至腹直肌。在腹直肌中部将腹直肌横断,翻向腹直肌上下方。查看腹直肌鞘后层,辨认半环线。观察并修洁贴于后层的腹壁上、下血管。

3.腹外斜肌

查看并修洁腹外侧浅层的腹外斜肌,观察肌的起始、肌纤维的走向及腱膜的范围。

①观察和理解腹外斜肌腱膜下缘形成的主要结构。

腹股沟韧带:附着于髂前上棘与耻骨结节之间。

腹股沟管皮下环:位于耻骨结节的外上方,呈漏斗状向下续于精索的表面,形成精索外筋膜。辨认内侧脚(附着于耻骨联合)、外侧脚(附着于耻骨结节)及联系两脚之间的脚间纤维。

腔隙韧带:在腹股沟韧带内侧下方,为腹股沟韧带的纤维向后下折至耻骨梳而成(待后观察)。

②将腹外斜肌自髂前上棘沿腋中线向上纵切至第12肋,在纵切口上端沿肋弓向内切至腹直肌外缘。在纵切口下端自髂前上棘水平向内切至腹直肌外缘处。注意切口要浅,以免伤及深面的腹内斜肌。

③用手指插入该切口,将腹外斜肌与其深面的腹内斜肌钝性分离。

4.腹内斜肌

将切开的腹外斜肌上部自外向内翻起,查看腹内斜肌,注意其纤维方向。沿髂前上棘向上切至第十二肋,再沿肋弓向内切至腹直肌外缘;平髂前上棘向内水平切至腹直肌外缘,然后小心向内翻起腹内斜肌。翻起时勿伤深面的肋间神经。

5.腹横肌

在翻起的腹内斜肌深面,观察腹横肌。其纤维横行向内,观察走行于腹内斜肌与腹横肌之间的肋间神经及伴行的肋间后血管。

(七)解剖腹股沟区和腹股沟管

①观察腹壁下部腹外斜肌腱膜及其形成的腹股沟韧带。在耻骨结节外上方辨认和修洁腹股沟浅环。腹股沟浅环为腹外斜肌腱膜的一个三角形裂隙,用刀柄或镊子钝性分离精索(男性)或子宫圆韧带(女性)的内外侧,显露浅环的内外侧脚,分别追踪至其附着点(耻骨联

合和耻骨结节）。用镊子夹起精索,查看外侧脚部分纤维经精索深面和内侧脚后方向内上反转,附着于白线形成反转韧带。

②沿腹直肌鞘外缘,向下切开腹外斜肌腱膜至耻骨结节附近,注意不要破坏浅环。

③用镊子将腹外斜肌腱膜由内翻向外下,打开腹股沟管,显露位于管内的精索或子宫圆韧带。

④在精索或子宫圆韧带的上方观察腹内斜肌,向外追踪其起于腹股沟韧带外侧 1/2 或 2/3,并覆盖精索外侧端参与构成腹股沟管前壁,其向内延伸的弓状缘构成腹股沟管的上壁,部分肌束沿精索走行参与构成提睾肌。

⑤寻找走行于腹内斜肌浅面的髂腹下神经,沿腹股沟韧带上方向下斜行的髂腹股沟神经,沿精索内侧下行的生殖股神经的生殖支。

⑥沿腹直肌鞘外缘切开腹内斜肌,注意勿损伤其周围的神经。将腹内斜肌向外下翻至腹股沟韧带其起始处,显露腹横肌。

⑦查看腹横肌下部的起点、弓状下缘及其参与组成提睾肌及腹股沟镰。

⑧从皮下环处查看精索,顺之追至腹环处。腹环在腹股沟韧带中点上方一横指处,是腹横筋膜呈袋状向下凸出处,向下延续为精索内筋膜,在腹环的内侧寻找向内上方走行的腹壁下动脉。

⑨观察精索上下、前后所邻的结构,这些结构构成了腹股沟管的四壁。前壁为腹外斜肌腱膜,外 1/3 尚有腹内斜肌的纤维;后壁为腹横筋膜及腹股沟镰(联合腱),后者是腹内斜肌和腹横肌的腱膜向内下结合形成的;上壁是腹内斜肌和腹横肌的弓状下缘;下壁为腹股沟韧带,凹面向上的沟槽。

⑩观察腹股沟三角,其外界为腹壁下动脉,内界为腹直肌外缘,下界为腹股沟韧带内侧半。

二、局部解剖知识与临床联系

(一)腹部的分区

1.九分法

九分法是用两条水平线及两条垂直线将腹部划分为九个区,见表 7 - 1。上水平线经过两侧肋弓下缘最低点(相当于第 10 肋下缘)的连线,下水平线经过两侧髂结节的连线,两条垂直线分别为经左、右腹股沟韧带中点向上的垂直线。

表 7 – 1　腹部分区（九分法）

左季肋区	腹上区	右季肋区
左外侧区	脐区	右外侧区
左髂区	腹下区	右髂区

2. 四分法

四分法用通过脐的垂直线和水平线将腹部分为左、右腹上部及左、右腹下部。

（二）腹前外侧壁浅层结构

1. 皮肤

腹前外侧壁的皮肤薄而富有弹性，是临床皮肤移植常用的供皮区。

2. 浅筋膜

浅筋膜上下不同，脐平面以上为一层，脐平面以下分为两层。

浅层（脂肪层）：即 Camper 筋膜，含脂肪组织较多，向下与大腿的浅筋膜相续。

深层（膜性层）：即 Scarpa 筋膜，富含弹性纤维，在中线处附于白线；向下于腹股沟韧带下方约一横指处附于股部的深筋膜；在左、右耻骨结节间向下至阴囊，与浅会阴筋膜（Colles 筋膜）相连。

3. 浅筋膜内的血管、淋巴和神经

（1）浅动脉

腹前外侧壁上半部：第 7 ~ 11 对肋间后动脉、肋下动脉及腹壁上动脉的细小分支。与下 6 对肋间神经和肋下神经的前皮支和外侧皮支伴行。

腹前外侧壁下半部：腹壁浅动脉、旋髂浅动脉，均起自股动脉。

（2）浅静脉

股前外侧壁的浅静脉较为丰富，彼此吻合成网，脐区更为丰富。

脐以上：向上经胸腹壁静脉→胸外侧静脉→腋静脉。

脐周：向内经附脐静脉→门静脉。

脐以下：向下经腹壁浅静脉、旋髂浅静脉→大隐静脉。

（3）浅淋巴

脐以上淋巴→腋淋巴结。

脐以下淋巴→腹股沟浅淋巴结。

（4）皮神经　腹前外侧壁的皮神经有下位肋间神经、肋下神经、髂腹下神经、髂腹股沟神经。

皮神经:呈明显的节段性分布。第6肋间神经分布于剑突平面,第10肋间神经分布于脐平面,第1腰神经分布于腹股沟韧带上方。

临床联系

　　腹下部的腹壁浅动脉和旋髂浅动脉走行恒定,有静脉伴行,位置表浅,外径均在1.0mm左右,是临床常用的带蒂或游离皮瓣供皮区。虽然血管走行于浅筋膜浅深两层之间,但为了保证皮瓣有足够的皮下组织和血管,应紧贴深面的腹外斜肌腱膜切取皮瓣。

　　腹前外侧壁浅静脉丰富,在脐周的静脉吻合(脐周静脉网)是上腔静脉系、下腔静脉系的联系通路。通常脐以上的浅静脉经胸腹壁静脉回流入腋静脉,进入上腔静脉系;脐以下的浅静脉经腹壁浅静脉入大隐静脉、股静脉进入下腔静脉系。同时,脐周静脉可通过深部的附脐静脉与肝门静脉系相通。因此,当上腔静脉或下腔静脉阻塞时,可出现腹壁浅静脉的纵行曲张。肝门静脉高压时,脐周静脉网曲张。

(三)腹前外侧壁深层结构

1.肌层

　　腹前外侧区的肌包括位于腹前正中线两侧的腹直肌和外侧的三层扁肌,即腹外斜肌、腹内斜肌和腹横肌。腹前外侧区肌的起止点、主要作用和神经支配见表7-2。

表7-2　腹前外侧区肌的起止点、主要作用和神经支配

肌	位置、形态	起点	止点	主要作用	神经支配
腹直肌	腹白线两侧,上宽下窄,带状多腹肌	耻骨联合、耻骨嵴	胸骨剑突、第5~7肋软骨前面	维持和增加腹压;助呼气;前屈、侧屈和旋转脊柱	第5~11肋间神经、肋下神经、髂腹下神经、髂腹股沟神经
腹外斜肌	腹外侧浅层,扁肌	下8位肋骨外面	髂嵴前部、腹股沟韧带、腹白线		
腹内斜肌	腹外侧中层,扁肌	胸腰筋膜、髂嵴、腹股沟韧带外侧1/2	腹白线		
腹横肌	腹外侧深层,扁肌	下6对肋软骨内面、胸腰筋膜、髂嵴、腹股沟韧带外侧1/3	腹白线		

腹直肌鞘:是包裹腹直肌的腱性结构,由腹前外侧壁的三层扁肌的腱膜组成。分为前后两层,前层由腹外斜肌腱膜和腹内斜肌腱膜的前层组成,后层由腹内斜肌腱膜的后层和腹横肌腱膜组成。在脐下4~5 cm处,腹内斜肌和腹横肌的腱膜均位于腹直肌前面,参与鞘的前层,因此,在鞘的后层形成一凹向下的游离缘,称为**弓状线**或**半环线**。弓状线以下,腹直肌直接与深面的腹横筋膜相邻。在腹直肌外侧缘,腹直肌鞘的前后层愈合形成**半月线**。在腹直肌内侧,三层扁肌的腱膜在腹前正中线互相交织形成上宽下窄的腹白线。

2.**腹横筋膜**

腹横筋膜位于肌层深面,是腹内筋膜的一部分。在腹股沟韧带中点上方约1.5 cm处突出,形成腹股沟管深环。腹横筋膜从深环延续形成精索内筋膜。在深环内侧有纵行的纤维束形成凹间韧带。

3.**腹膜外组织**

腹膜外组织又称腹膜外脂肪,是位于腹横筋膜与深面的壁腹膜之间的疏松结缔组织,向后延续为腹膜后隙。

4.**壁腹膜**(详见腹膜及腹膜腔)

(四)腹前外侧壁不同部位层次比较

腹前外侧壁不同部位层次比较见表7-3。

表7-3　腹前外侧壁不同部位层次比较

阑尾区		腹直肌区		腹白线区
皮肤		皮肤		皮肤
浅筋膜		浅筋膜		浅筋膜
肌层	腹外斜肌(髂腹下神经,髂腹股沟神经) 腹内斜肌(第7~11对肋间及肋下神经) 腹横肌	肌层	腹直肌鞘前层 腹直肌(前述之神经于鞘外缘穿入鞘,向前穿腹直肌及前鞘至皮下,鞘内侧部有腹壁上、下动脉) 腹直肌鞘后层	白线 (无大血管神经)
腹横筋膜		腹横筋膜		腹横筋膜
腹膜外脂肪		腹膜外脂肪		腹膜外脂肪
壁腹膜		壁腹膜		壁腹膜

(五)腹股沟区的解剖特点

腹股沟区为下腹部两侧的三角形区域,其内侧界为腹直肌外缘,上界为髂前上棘至腹直肌外缘的水平线,下界为腹股沟韧带。

腹部三层扁肌在腹股沟韧带附近均有缺损,且形成一些具有实用意义的结构。

(1)腹外斜肌　在髂前上棘与脐的连线附近以下完全呈腱膜,并形成腹股沟韧带(髂前上棘至耻骨结节之间)、腹股沟管皮下环(耻骨结节外上方)、反转韧带(皮下环外侧脚部分纤维经精索深面向内上反折至腹白线)、精索外筋膜、腔隙韧带(部分腱膜由耻骨结节向下后外侧转折并附着于耻骨梳)。

(2)腹内斜肌及腹横肌　分别起自腹股沟韧带的外侧1/2及1/3处,其下缘向内呈弓状跨精索前方形成腹股沟镰,经精索后方,向下止于耻骨梳;部分肌纤维形成提睾肌。

(3)腹横筋膜　形成腹股沟管腹环、精索内筋膜和凹间韧带。

三层扁肌的缺损部前后重叠,互相交通连成一体,形成以腹股沟韧带为底的潜在裂隙(即腹股沟管),后面则被腹横筋膜所封闭。

腹膜外脂肪特别发达,其中有腹壁下动脉、腹壁下静脉、输精管等通过。临床泌尿外科和妇产科手术时,可经腹膜外组织的入路进行,避免进入腹膜腔,减少感染和粘连。

壁腹膜在腹前外侧壁形成五条皱襞及其间的凹陷,包括脐正中襞、脐外侧襞、脐内侧襞、膀胱上窝及腹股沟内、外侧窝。其中腹股沟内侧窝正对腹股沟三角和腹股沟管浅环;腹股沟外侧窝正对腹股沟管深环。

腹股沟三角(Hesselbach 三角)由腹壁下动脉、腹直肌外侧缘和腹股沟韧带内侧半所围成的三角形区域,为直疝发生处。

(六)腹股沟管

腹股沟管位于腹股沟韧带内侧半的上方,为由外上斜向内下的肌肉筋膜裂隙,长4~5 cm,内有精索或子宫圆韧带以及髂腹股沟神经、生殖股神经等通过。腹股沟管由前、后、上、下四壁及内外两口构成。其**前壁**为腹外斜肌腱膜、腹内斜肌起始部,**后壁**为腹横筋膜、联合腱,**上壁**为腹内斜肌及腹横肌的弓状下缘,**下壁**为腹股沟韧带。

内口(腹环)位于腹股沟韧带中点上方约一横指处,由腹横筋膜构成,在此腹横筋膜形成精索内筋膜。口的内侧为腹壁下动脉。**外口(皮下环)**是腹外斜肌腱膜在耻骨结节外上方的一个三角形"裂隙",在此腹外斜肌腱膜移行为精索外筋膜。

临床联系

腹部手术切口：腹前外侧壁没有骨性结构，主要由肌、筋膜等软组织构成，可满足大多数腹部手术切口的需要。常用的腹部手术切口有纵切口、斜切口、横切口及联合切口。

纵切口包括腹部正中切口、旁正中切口、经腹直肌切口和旁腹直肌切口。

斜切口主要有肋下切口和麦氏切口。肋下切口沿肋弓下方 2～3 cm 处切开皮肤及各层阔肌。麦氏切口在麦氏点切开，切口与腹外斜肌纤维方向一致，常用于阑尾炎手术。

横切口位于肋弓与髂嵴之间的区域内，顺皮纹切开腹前外侧壁的全部肌，常用于腹腔内巨大肿物的切除。

联合切口主要有：①**胸腹联合切口**常在纵切口的基础上经肋和肋间隙切开胸壁和膈，能较好显露结肠上区的器官，但操作较复杂，损伤组织多，且应有开胸的准备；②**腹壁会阴联合切口**：常在左下腹切开并加上会阴部切开，多用于直肠癌根治术。

腹股沟管及腹股沟疝：腹股沟管是精索或子宫圆韧带通行之处，为腹下部的薄弱区，但正常情况下，也有其保护机制，防止腹股沟疝的发生。这些保护机制包括：①腹压增加时，不同方向的阔肌同时收缩，使管的前后壁紧密靠拢，腹内斜肌和腹横肌的弓状下缘拉直，靠近腹股沟韧带；②腹横肌收缩时腹股沟管深环移向外上方，环口缩小；③提睾肌收缩使精索增粗，充盈腹股沟管。当这些保护机制不佳，如鞘突不闭锁或腹股沟区肌发育不良，腹内斜肌和腹横肌弓状下缘过高或长期腹内压增加，腹腔脏器（肠管或大网膜）从腹壁下动脉外侧由腹股沟管深环脱出，通过腹股沟管的全程，出腹股沟浅环进入阴囊或大阴唇，即发生腹股沟斜疝。

在腹下部及股上部，除了腹股沟斜疝，还有腹股沟直疝和股疝。腹股沟直疝是指脏器顶腹股沟内侧窝腹膜，向前经腹股沟三角向外突，使腹壁膨出，偶有经过部分腹股沟管脱出浅环。股疝是指腹腔脏器经股环、股管、隐静脉裂孔脱出至大腿根部皮下。女性股环较大，因而股疝的发病率高。

腹股沟斜疝和腹股沟直疝的区别：腹股沟斜疝多见于儿童及青壮年，其疝内容物经腹股沟股管突出，可进阴囊，外观呈椭圆形或梨形。在回纳疝块后压住深环疝块不再突出，疝囊在精索前方，疝囊颈在腹壁下动脉外侧，发生嵌顿机会较多。腹股沟直疝则多见于老年人，其疝内容物自直疝三角突出，不进阴囊，外观呈半圆形。在回纳疝块后压住深环疝块仍突出，疝囊在精索后方，疝囊颈在腹壁下动脉内侧，发生嵌顿机会较少。

腹股沟疝修补术：通常分为前入路和后入路两种。前入路修补是常用的疝修补手术,术中按层次依次切开皮肤、浅筋膜,打开腹股沟管,游离精索,并对后壁进行加固。

后入路术通常从体表经疝环侧方绕过疝,进入腹膜前间隙,不打开腹股沟管,在疝后游离或横断疝囊并加强腹股沟管后壁。除了有开放式疝修补术,也可经腹腔镜进行疝修补。

腹腔镜疝修补术：可分为完全腹膜外疝修补术、经腹腔腹膜外疝修补术和腹腔内网片置入术。

第二节 腹膜及腹膜腔的解剖

一、实验步骤与方法

(一)打开腹前壁

整复胸前壁,将腹壁各结构放回原位,用肋骨剪沿腋中线依次剪断剩余的下位肋骨,并继续向下切开(或剪开)腹壁,直到髂前上棘。抬起胸前壁,于剑突处切开膈肌在胸骨的附着点,并向两侧紧贴肋切开膈肌的肋部附着点。将胸腹前壁一起向下翻,切断连于腹前壁的肝镰状韧带及肝圆韧带,打开腹前壁。

(二)观察和探查腹膜腔

1.观察壁腹膜和脏腹膜的配布

观察位于腹壁内面和膈下面的壁腹膜,以及覆盖于脏器表面的脏腹膜。于肝膈面向上探查,触及的膈穹隆处为腹膜腔的上界,同时也是腹腔的上界。将大网膜游离缘及小肠袢翻向上,可见腹膜向下延伸至盆腔。理解腹膜腔和腹腔的区别。

2.观察腹部脏器

将腹腔脏器恢复原位,根据腹部分区,观察腹部脏器的配布和位置。

3.探查膈下间隙

(1)右肝上间隙 位于镰状韧带右侧,肝右叶与膈之间。

(2)左肝上间隙 位于肝左叶与膈之间,被左冠状韧带和左三角韧带分为左肝上前间隙和左肝上后间隙。

(3)右肝下间隙 位于肝右叶下面与横结肠及其系膜之间,肝圆韧带右侧。

(4)左肝下间隙 位于肝左叶下面,分为左肝下前间隙和左肝下后间隙,二者以胃和小网膜为界。

4.探查结肠上区

①观察肝脏的形态和毗邻结构。

②在右季肋区提起膈肌,观察并触摸肝上面的镰状韧带、冠状韧带和三角韧带。

③将肝向上掀起,观察胆囊。在标本上,胆囊及其周围组织可能会被胆汁染成绿色。胆囊也会因内容物的不同或充盈或塌陷。胆囊底常超出肝下缘,胆囊颈位于肝门右侧,邻接十二指肠上部。

④将肝向上掀起,胃向下拉,观察连于肝门和胃小弯、十二指肠上部的小网膜。小网膜左份为肝胃韧带,右侧部为肝十二指肠韧带,内有出入肝门的血管、神经及肝管。

⑤在肝十二指肠韧带后方探查网膜孔,明确网膜孔:上界为肝,下界为十二指肠,前界为肝十二指肠韧带,后界为下腔静脉。用示指伸入网膜孔探查网膜囊。

⑥在网膜孔右侧、肝右叶下方,触摸右肾。在右肾与肝右叶后下方的间隙为肝肾隐窝,是平卧时腹膜腔的最低处。

⑦探查胃,观察胃的形态及前面邻接的器官。用手伸至左侧膈下,摸到胃底,顺胃底向右可摸到食管的腹段和贲门。沿胃小弯向右下摸到幽门,此处胃壁厚而硬。观察胃大弯,此处有大网膜附着。

⑧在左季肋区,胃的左后上方,紧贴膈肌找到脾。观察或触摸脾的韧带(脾膈韧带、胃脾韧带、脾结肠韧带和脾肾韧带),沿脾肾韧带向左后可摸到左肾。

5.探查结肠下区

①观察大网膜附着及形态,大网膜一端附着于胃大弯,另一端附着于横结肠,游离缘呈围裙状下垂于小肠前方。

②将大网膜翻向上方,可见到大肠、小肠。观察各部肠管的位置和形态。明确如何区分大肠、小肠。

③将横结肠向上翻起,可见横结肠借横结肠系膜连于腹后壁。在横结肠系膜根部触摸到脊柱,由此向左侧滑动,即可触摸到十二指肠悬韧带,韧带附着处的肠管即为十二指肠空肠曲。

④提起空回肠,查看肠系膜。将小肠全部推向右侧,观察肠系膜根的附着和长度。将部分肠系膜展开,观察肠系膜内的血管弓,比较不同部位血管弓的差别。

⑤在右髂窝内找到盲肠,可沿其前面的结肠带向下寻找阑尾,也可提起盲肠,在其后内侧寻找阑尾。观察阑尾系膜和阑尾的位置。

⑥观察升结肠、结肠右曲、横结肠、结肠左曲、降结肠及乙状结肠的位置。

⑦观察结肠下区的间隙。在升结肠的外侧,观察触摸右结肠旁沟,向上可与膈下间隙相通,向下通盆腔。在降结肠的外侧,探查左结肠旁沟,向下通盆腔,向上被脾结肠韧带阻隔。翻动小肠祥,观察位于肠系膜根两侧的左右肠系膜窦。向下探查左肠系膜窦通盆腔,右肠系

膜窦因下界为回肠末端,故与盆腔不相通。

6. 探查盆腔

在男性盆腔内观察和探查直肠膀胱陷凹。在女性盆腔内观察和探查膀胱子宫陷凹、直肠子宫陷凹、输卵管和卵巢的位置、子宫阔韧带、子宫圆韧带、卵巢固有韧带和卵巢悬韧带。

7. 观察腹前壁下份内面的腹膜皱襞和隐窝

在腹前壁下份内面,观察脐与膀胱尖之间的脐正中襞,其两侧各有一对脐内侧襞和脐外侧襞。在皱襞之间,根据位置辨认膀胱上窝、腹股沟内侧窝和腹股沟外侧窝。腹股沟内侧窝和腹股沟外侧窝分别与腹股沟管浅环和深环的位置相对应。观察位于腹股沟外侧窝的腹股沟深环,在男性,由于睾丸动脉、睾丸静脉、输精管的通过,深环更清楚。

二、局部解剖知识与临床联系

(一)腹膜与腹膜腔

腹膜为衬覆于腹腔、盆腔各壁内面和多数脏器表面的浆膜,由单层间皮细胞和结缔组织构成,薄而半透明,表面光滑、湿润。其中衬于腹壁、盆壁内面和膈下面的腹膜称为**壁腹膜**,被覆于脏器表面的腹膜称**脏腹膜**。壁腹膜和脏腹膜相互移行,连续形成腹膜囊,其内的空腔称为**腹膜腔**。腹膜腔在男性是密封的,在女性则借输卵管漏斗部末端的腹腔口,经输卵管、子宫腔和阴道通体外,但正常情况下,子宫颈管被上皮分泌的黏液所形成的栓子堵塞,使空气和细菌不能通过。

(二)腹腔与腹膜腔

腹腔上界为膈,向下经骨盆上口与盆腔分界,腹前外侧壁主要由肌、筋膜及下位肋骨、肋弓构成,腹后壁有脊柱、下位肋骨、肌、筋膜等构成。腹膜腔是壁腹膜和脏腹膜相互移行构成的腔隙,内有少量浆液。因此,腹膜、腹膜腔和腹腔内脏器、血管神经均位于腹腔内。严格来说,腹腔和腹膜腔二者概念不同,但临床上有时并不做严格区分。

(三)腹膜腔的区分

腹膜腔以横结肠及其系膜为界,区分为结肠上区和结肠下区。结肠上区又称膈下间隙。由于肝在该间隙的存在,可再分为若干间隙,见表7-4。

表7-4　膈下间隙的分区

膈下间隙	肝上间隙 （以镰状韧带为界）	左肝上间隙 （以左三角韧带为界）	左肝上前间隙
			左肝上后间隙
		右肝上间隙	
	肝下间隙 （以肝圆韧带为界）	左肝下间隙 （以小网膜为界）	左肝上前间隙
			左肝下前间隙（网膜囊）
		右肝下间隙	

结肠下区内有四个间隙:位于升结肠、降结肠的外侧与腹侧壁之间的腹膜凹陷,分别称为左结肠旁沟、右结肠旁沟。由升结肠、降结肠和横结肠及其系膜所围成的腹膜间隙,又被斜行的小肠系膜分隔成右上、左下两部,分别称为右肠系膜窦、左肠系膜窦。当腹腔脏器发炎、破裂或穿孔时,脓性渗出物、血液及溢出物可沿上述各间隙向上或向下扩散。

（四）腹膜的形成物

1. 网膜

（1）小网膜　连于肝门与胃小弯及十二指肠上部之间的双层腹膜皱襞,分为肝胃韧带和肝十二指肠韧带两个部分。肝十二指肠韧带右缘游离,其内包有胆总管（右前）、肝固有动脉（左前）和门静脉（前两者之后方）。

（2）大网膜　为连于胃大弯与横结肠之间的腹膜皱襞。

（3）网膜囊　位于小网膜、胃及大网膜前两层之后方,横结肠系膜的上方。

网膜囊前壁为小网膜、胃后壁及大网膜前两层。后壁是覆盖在胰、左肾上腺、左肾前面的腹膜。上界为肝左叶、尾状叶、左冠状韧带后层和膈下面的腹膜。下界为大网膜前两层及后两层返折处,横结肠及其系膜。左侧壁为脾、胃脾韧带和脾肾韧带。右侧壁不完整,并借网膜孔与腹膜腔相交通。

（4）网膜孔（Winslow's孔）　为网膜囊唯一的出入口,可容纳1~2横指。网膜孔上界为肝的尾状叶,下界为十二指肠上部,前界为肝十二指肠韧带,后界为覆盖下腔静脉的腹膜。

网膜囊的构成（研究生学习）　网膜囊可分为以下几个部分:a.**网膜囊前庭**为网膜孔所对的部分,位于肝尾状叶、小网膜、十二指肠上部和胰头之间;b.**网膜囊上隐窝**是胃胰襞（胃左动脉从腹后壁走向胃小弯所形成的腹膜皱襞）以上的部分,位于小网膜与膈之间,内有肝尾状叶套入;c.**网膜囊下隐窝**为胃胰襞以下的部分,在胃与胰及横结肠系膜之间,向下可延伸至大网膜前、后两层之间;d.**脾隐窝**是沿胰体伸向左后上方达脾门的部分。

2. 系膜

系膜由两层腹膜构成,内含血管、淋巴管、淋巴结及神经,有固定脏器的作用,如小肠系膜、阑尾系膜、横结肠系膜及乙状结肠系膜等。

3. 韧带

韧带对脏器有一定的固定作用。腹腔内有肝镰状韧带、冠状韧带、三角韧带、肝圆韧带、肝胃韧带、肝十二指肠韧带、胃脾韧带、胃膈韧带、胃胰韧带、胃结肠韧带、脾肾韧带、膈脾韧带、十二指肠悬韧带、子宫阔韧带等。

4. 腹膜襞、腹膜隐窝和陷凹

腹盆腔脏器之间或脏器与腹盆壁之间的腹膜隆起为腹膜襞,深部常有血管或韧带走行。腹膜襞之间或腹膜襞与腹盆壁之间小的腹膜凹陷称为腹膜隐窝,大的凹陷称为陷凹。

(1)腹后壁的腹膜襞和隐窝　常见的有十二指肠上、下襞及相对应的十二指肠上隐窝、十二指肠下隐窝、盲肠后隐窝、乙状结肠后隐窝和肝肾隐窝。

(2)腹前壁的腹膜襞和隐窝

脐正中襞:位于腹壁内面正中线上(由脐至膀胱尖),其内有脐正中韧带,是胚胎期脐尿管的遗迹。

脐内侧襞:位于脐正中襞的外侧,内有脐动脉索,是胚胎期脐动脉闭锁后的遗迹。

脐外侧襞:位于脐内侧襞的外侧,又称腹壁下动脉襞,其内有腹壁下动脉。

在腹股沟韧带上方,腹前壁的腹膜襞形成三对浅凹,由内侧向外依次为膀胱上窝、腹股沟内侧窝和腹股沟外侧窝。腹股沟内侧窝和外侧窝分别与腹股沟管浅环和深环的位置相对应。

(3)陷凹　主要位于盆腔内。男性膀胱与直肠间的腹膜返折处为直肠膀胱陷凹;女性膀胱与子宫间的陷凹为膀胱子宫陷凹,子宫与直肠间的陷凹为直肠子宫陷凹。站位或坐位时,男性的直肠膀胱陷凹、女性的直肠子宫陷凹是腹膜腔的最低部位,腹膜腔积液多聚积于此,临床上可进行直肠穿刺和阴道后穹穿刺进行诊断和治疗。

临床联系

腹膜透析:腹膜为半透膜,因此可以根据该特性,在腹腔内输入透析液,利用透析液与体内液体之间的浓度和渗透压的差异,清除体内代谢产物,调节水电解质的平衡,这种方法称为腹膜透析,是肾功能失代偿的一种缓解和治疗方法。与血液透析相比较,腹膜透析时间长,对中大分子溶质的清除效果较好,对小分子溶质的清除效果不及血液透析。

大网膜移植:大网膜面积大,血运丰富,含有巨噬细胞,有重要的防御、抗感染和再生能力,而且仅上段固定,下缘和两侧缘游离,可进行带血管蒂的大网膜移植,修复缺损。

网膜囊:为腹膜腔的盲囊,位置较深,毗邻关系复杂,周围脏器的病变,容易互相影响。当胃后壁穿孔或囊内有积液(积脓)时,早期常局限于囊内,给诊断带来一定的困难。疾病晚期,或因体位变换,积液或积脓可经网膜孔蔓延至腹腔其他部位。右肝下间隙是直接与网膜孔相通的部位,为感染首先蔓延的部位。

腹膜腔感染的扩散:右结肠旁沟向上与肝肾隐窝相通,向下与右髂窝、盆腔相通,因此上腹部的膈下脓肿可经此沟扩散至右髂窝和盆腔,下腹部的阑尾化脓时也可向上蔓延至肝下。由于左膈结肠韧带的阻隔,左结肠旁沟向上不与结肠上区相通,但向下可与盆腔相通。因此,左结肠旁沟的积液可流入盆腔。左肠系膜窦向下开口,与盆腔相通,窦内感染可蔓延至盆腔。右肠系膜窦相对封闭,窦内感染不易扩散。

第三节 结肠上区的解剖

一、实验步骤与方法

(一)观察

观察结肠上区的范围,复习结肠上区结构的配布。

(二)解剖胃的血管、淋巴结和神经

①将肝向上掀,胃向下拉,沿胃小弯切开小网膜前层,在近贲门处寻找胃左动脉及伴行的胃左静脉,向上寻找出该动脉所发出的食管支。保留沿血管排列的淋巴结。

②在食管腹段的前面划开腹膜,寻找迷走神经前干,并向下清理出其分出的胃前支和肝支。胃前支伴胃左动脉的分支分布于胃前壁,肝支向右横行加入肝丛。

③沿胃小弯处动脉弓向右,解剖胃右动脉,追至其起于肝固有动脉处。注意胃右静脉与胃右动脉伴行。

④在胃大弯处剖开大网膜,向右解剖出与胃大弯平行的胃网膜右动脉,并追至幽门下的胃十二指肠动脉处。向左解剖出胃网膜左动脉,追至脾门处。观察胃网膜左、右动脉吻合的位置,并查看其至胃大弯、大网膜的分支,沿血管分布的胃网膜左、右淋巴结及幽门下淋巴结。注意胃网膜左、右静脉与同名动脉伴行。

(三)解剖肝十二指肠韧带、胆囊和肝

①纵行剖开肝十二指肠韧带的前层,在左前方解剖出肝固有动脉,向上追至肝门处,可见其分为左支和右支进入肝门;向下追踪至肝总动脉。

②自肝固有动脉右支后壁,寻找胆囊动脉,其经肝总管后方至胆囊三角,在胆囊颈处分支分布于胆囊。注意胆囊动脉的变异情况。

③观察胆囊三角(由胆囊管、肝总管和肝脏面围成),注意胆囊动脉和胆囊三角的位置

关系。

④在肝固有动脉右侧,解剖出胆总管,向上追踪清理出胆囊管和肝总管,向下追踪至十二指肠上部。

⑤在肝固有动脉和胆总管的后方,找出粗大的肝门静脉。向上追踪,证实其分为左、右支进入肝门,向下追至十二指肠上部。

⑥观察肝下面的形态结构,修洁并观察肝门淋巴结、出入肝门的结构及其位置关系。

⑦观察肝外胆道,从肝门处肝左管、肝右管开始,向下追踪修洁肝外胆道系统,重点观察胆总管的第一段及其毗邻关系。

(四)解剖肝(研究生操作)

①平网膜孔处切断肝蒂。

②紧贴膈下面切开镰状韧带。

③分别在腔静脉孔平面和尾状叶平面,切断下腔静脉。

④将肝向下拉,切断冠状韧带和左、右三角韧带,将肝完整取出。

⑤观察肝的形态结构。

⑥在肝的表面,标注各肝裂的位置(正中裂,左、右叶间裂,左、右段间裂),分别向肝裂的深面剥离,查看走行于肝裂内的结构,保留肝内管道。

⑦观察第一肝门。解剖观察肝左、右管,肝固有动脉左、右支和肝门静脉左、右支的位置关系,观察其汇合或分支的部位。

⑧解剖并观察下腔静脉肝后段。在第二肝门处观察肝左静脉、肝中静脉、肝右静脉汇入下腔静脉,在下腔静脉的下份观察第三肝门,此处为肝右后下静脉和尾状叶静脉的开口部位。

⑨解剖并观察肝内管道。在第一肝门处沿血管周围纤维囊(Glisson囊)分别向左及向右解剖、剥离肝组织,显露肝内管道。在 Glisson 囊内,肝门静脉分支、肝固有动脉及肝管的分支分布基本一致,观察三者之间的位置关系。查看沿肝裂解剖剥离的肝静脉系统。

⑩总体查看肝内两套管道系统(肝静脉系统和 Glisson 系统)的配布,理解其空间位置关系。

(五)解剖腹腔干、胰、十二指肠上部和脾的血管

①将胃小弯轻轻向下牵拉,沿胃左动脉追至腹腔干。清理观察腹腔干周围的腹腔淋巴结及腹腔神经丛,由于它们包绕腹腔干,使该动脉不易显露。

②清理腹腔干三大分支。向左上清理胃左动脉,向右清理肝总动脉,向左清理脾动脉。

③在胃大弯侧胃网膜左、右动脉的下方,切开大网膜,将胃向上翻起,暴露胰腺。在胰腺上缘横行切开腹膜,找出弯曲向左行的脾动脉,向左追至脾门处,试在胰腺上缘找出脾动脉发至胰腺的分支。在胃脾韧带内清理由脾动脉发出的胃短动脉及入脾门的脾支。将胰上缘牵向前下,在脾动脉下方找出脾静脉,向右追至门静脉处。

④在脾动脉中段找出胃后动脉的起始部,该动脉在胃网膜囊后壁腹膜之后向左上方行,继续经胃膈韧带内,最后穿入胃底部近贲门侧的后壁。胃后静脉与动脉伴行。

⑤在食管腹段的后面寻找迷走神经后干,并沿此清理其发出的腹腔支和胃后支。

⑥在幽门的后方,找出胃十二指肠动脉,向上追其起始处(肝总动脉),向下清理出其分出的胰十二指肠上动脉和胃网膜右动脉。

(六)解剖十二指肠、胆总管和胰 (研究生操作)

①从腹后壁游离十二指肠上部和降部,并翻向左下方。查看已经找出的胆总管十二指肠上部,继续向下追踪胆总管的十二指肠后部和胰部。注意查看其与胰的关系(是深埋于其内,还是位于其表面)。此处胆总管的左侧为胰十二指肠上动脉。

②沿十二指肠降部右侧缘切开肠壁,清除肠腔内容物,观察黏膜特点,寻认十二指肠纵襞和十二指肠大乳头,查看有无十二指肠小乳头。

③将大网膜及横结肠翻向上,以手指探查十二指肠水平部,证实其位于横结肠系膜深面,上升移行为升部,之后急转直下续为空肠。转折处即为十二指肠空肠曲。探查十二指肠悬韧带,从十二指肠空肠曲连于右膈脚。

④在胰前面中份,沿长轴切开胰体,小心剥离出胰管,向右追踪至胰管穿入十二指肠与胆总管汇合处。注意查看有无副胰管。

二、局部解剖知识与临床联系

(一)食管腹部

食管腹部长 1~2 cm,从膈的食管裂孔到贲门。其前、后分别有迷走神经前、后干下行。

食管腹部的动脉有膈下动脉和胃左动脉的食管支。静脉由食管静脉丛向下汇入胃左静脉。淋巴管大部分注入贲门淋巴结、胃左淋巴结和腹腔淋巴结。迷走神经、胸交感干和内脏大神经的分支构成食管前、后神经丛。迷走神经兴奋食管活动,交感神经抑制食管活动。食管的感觉纤维行于第 5~8 胸神经前支内进入脊髓。

(二)胃

1.位置

胃中度充盈时,大部分位于左季肋区,小部分位于腹上区。胃贲门在第 11 胸椎左侧,幽门在第 1 腰椎右侧。胃底平左侧第 5 肋与锁骨中线交点处。胃小弯借肝胃韧带连于肝门,较固定。胃大弯在平脐高度。

2.毗邻

胃前壁右侧份(近胃小弯处)邻接肝左叶,左侧份上部邻接膈并被左肋弓所遮掩,下部可直接接触腹前壁,为临床上胃的触诊部位。胃后壁隔网膜囊与胃床(胰、左肾上腺、左肾、脾、横结肠及其系膜)相邻。胃底部上借膈与心及左肺底相邻。幽门部前邻肝、胆囊,后贴胰头。

3.韧带

胃部的韧带是胃与周围结构之间由腹膜形成的双层结构,包括肝胃韧带、胃膈韧带、胃脾韧带、胃结肠韧带、胃胰韧带。

4.动脉

(1)**胃左动脉**　起于腹腔干,见图 7-1,经网膜囊后壁的胃胰襞,向左上方至胃贲门附近,发出食管支后转向右,在肝胃韧带内循胃小弯右行。胃左动脉偶有发出副肝左动脉,约占 11%,分支至肝左叶,有的甚至完全代替肝动脉左支。

(2)**胃右动脉**　起于肝固有动脉,向下行至幽门上缘,在肝胃韧带内沿胃小弯左行。

上述两条动脉在小网膜两层的下缘内胃小弯处吻合成动脉弓,发支至胃小弯侧胃前、后壁及小网膜。

(3)**胃网膜右动脉**　发自胃十二指肠动脉,在大网膜前两层之间的上缘沿胃大弯左行。

(4)**胃网膜左动脉**　起于脾动脉,经胃脾韧带进入大网膜前两层之间,沿胃大弯右行。

上述两条动脉在胃大弯处吻合成动脉弓,分支至胃大弯侧胃前、后壁及大网膜。

(5)**胃短动脉**　起于脾动脉末端或其分支,一般 3~5 支,经胃脾韧带至胃底前、后壁。

(6)**胃后动脉**　出现率约 72%,大多 1~2 支,起于脾动脉左、中 1/3 交界处,经网膜囊后壁腹膜后方上行,经胃膈韧带至胃底后壁。

此外,左膈下动脉也可发 1~2 条小支分布于胃底上部及贲门。

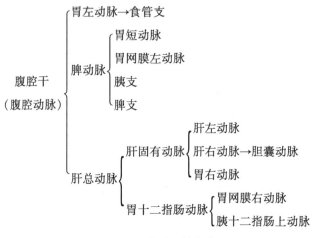

图7-1 腹腔干的分支

5. 静脉

胃的静脉皆与同名动脉伴行,回流情况见图7-2。

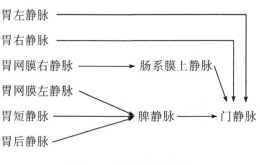

图7-2 胃部静脉回流

6. 淋巴

（1）**胃左、右淋巴结** 沿同名血管排列,收纳胃小弯侧胃前、后壁相应区的淋巴,输出管注入腹腔淋巴结。

（2）**胃网膜左、右淋巴结** 沿同名血管排列,收纳大弯侧相应区的淋巴。胃网膜左淋巴结的输出管注入脾淋巴结,胃网膜右淋巴结的输出管注入幽门下淋巴结。

（3）**贲门淋巴结** 位于贲门周围,收纳贲门附近的淋巴,输出管注入腹腔淋巴结。

（4）**幽门上、下淋巴结** 位于幽门上、下方,收纳胃幽门部的淋巴,输出管注入腹腔淋巴结。

（5）**脾淋巴结** 在脾门附近,收纳胃底部和胃网膜左淋巴结的淋巴。通过沿胰上缘脾动脉分布的胰上淋巴结注入腹腔淋巴结。

胃各部虽有其相应的局部淋巴结,但由于在胃壁内的淋巴管存在广泛吻合,因此该处的胃癌细胞可侵及各局部淋巴结。此外,胃的淋巴管与邻近器官也有广泛联系,还可通过食管的淋巴管和胸导管末段至左锁骨下淋巴结。

7. 神经

胃部神经为内脏神经,包括运动神经和感觉神经。

(1)运动神经 包括交感神经和副交感神经

交感神经:脊髓第6~10胸节(内脏大神经)节前纤维→腹腔神经节→节后纤维→胃,有抑制胃蠕动,减少胃液分泌的作用。

副交感神经:来自迷走神经,有增强胃蠕动,增加胃液分泌的作用。

左迷走神经→贴食管前→前干→胃前支→胃前壁

右迷走神经→贴食管后→后干→胃后支→胃后壁

(2)感觉神经 纤维随交感神经、副交感神经→脊髓、延髓。

临床联系

贲门切迹:位于食管末端左缘与胃大弯起始处,是食管与胃在外形上的分界标志,在临床上对施行胃与食管结合部的手术有重要的意义。贲门切迹又称食管-胃底角,该角角度的大小在X线钡餐造影中对于食管-胃结合部位的疾病诊断有一定指导意义。

胃的黏膜上皮为单层柱状上皮,有胃凹和黏液腺,但食管的黏膜上皮为复层扁平上皮,二者之间以食管胃黏膜线分界。分界线多为齿状。在内窥镜检查时,食管黏膜颜色稍浅,呈淡粉红色或淡黄色,有纵行黏膜皱襞,而食管胃黏膜线以下,胃黏膜颜色较深,呈橘红色,皱襞呈放射状或横行。

消化性溃疡:是由胃酸作用引起的胃或十二指肠黏膜糜烂。通常情况下,胃黏膜细胞分泌的黏液可防止胃酸和胃蛋白酶侵蚀胃壁。当胃酸和胃蛋白酶分泌增加或保护性黏液分泌不足时可引起消化性溃疡。长期暴露于削弱胃黏膜的药物,如酒精和阿司匹林会增加发生消化性溃疡的机率。胃对情绪压力很敏感。慢性应激可损害黏膜的防御机制,从而增加黏膜对胃酸损伤作用的敏感性。研究发现,消化性溃疡与幽门螺杆菌感染有关。

如果溃疡侵蚀胃动脉,就会导致危及生命的出血。由于迷走神经控制胃壁细胞分泌胃酸,故行迷走神经切断术可以减少胃酸的产生。在高选择性胃迷走神经切断术中,迷走神经分支到幽门、肝、胆道、肠和腹腔丛被保留。胃后壁溃疡可能腐蚀胃壁进入胰腺,导致背部的疼痛,若侵蚀到脾动脉,则导致腹腔严重出血。

胃的疼痛冲动由伴随交感神经的内脏传入神经传递。因此,反复发作的消化性溃疡的疼痛可能在完全迷走神经切断后持续存在,而双侧交感神经切断的患者则可能有消化性溃疡穿孔却没有疼痛感觉。

(三)十二指肠

十二指肠是小肠的起始部分,长 20 ~ 25 cm。上端始于幽门,下端至十二指肠空肠曲接续空肠。整体呈"C"形弯曲,包绕胰头。除始、末两端外,均在腹膜后方(腹膜外位),紧贴腹后壁第 1 ~ 3 腰椎的右前方。

1. 十二指肠的分部及其毗邻

按十二指肠的走向可将十二指肠分为四部。

(1)上部 长 4 ~ 5 cm,近侧段形成十二指肠球部,末段形成十二指肠上曲。上部前上方与肝方叶、胆囊相邻,上为小网膜右缘(肝十二指肠韧带)和网膜孔;上部下方与胰头相邻;后方有胆总管(十二指肠后段)、胃十二指肠动脉、门静脉及下腔静脉通过。

(2)降部 长 7 ~ 8 cm,始于十二指肠上曲,沿脊柱右侧下降至第 3 腰椎,折转向左,形成十二指肠下曲,续水平部。其后内侧壁内有十二指肠纵襞,此襞下端为十二指肠大乳头,有胆总管和胰管的共同开口。降部前方有横结肠及其系膜跨过,将此部分为上、下两段,分别与肝右叶及小肠袢相邻;后方邻右肾门及右输尿管起始部;内侧邻胰头及胆总管;外侧邻结肠右曲。

(3)水平部 长 10 ~ 20 cm,自十二指肠下曲水平向左,横过第 3 腰椎前方至其左侧,移行于升部。十二指肠水平部上方邻胰头。前方右侧份覆有腹膜,与小肠袢相邻,左侧份为小肠系膜根和其中的肠系膜上血管跨过。后方邻右输尿管、下腔静脉、腹主动脉和脊柱。

(4)升部 长 2 ~ 3 cm,自水平部向左上斜升,至第 2 腰椎左侧转向前下,形成十二指肠空肠曲,续于空肠。升部前面及左侧覆有腹膜;左侧与后腹壁移行处常形成腹膜皱襞(十二指肠上襞和下襞)和相应隐窝(十二指肠上、下隐窝);右侧邻胰头与腹主动脉。

2. 十二指肠悬韧带

十二指肠悬韧带又称 Treitz 韧带,由纤维组织和肌组织构成,从十二指肠空肠曲上面向上连至膈右脚,有固定和上提十二指肠空肠曲的作用。为手术中确定空肠起点的重要标志。

3. 血管

①十二指肠动脉主要来自胰十二指肠上前、上后动脉及胰十二指肠下动脉。十二指肠上部还有胃十二指肠动脉分出的十二指肠上动脉、十二指肠后动脉等。

②十二指肠静脉多与相应动脉伴行。除胰十二指肠上后静脉汇入门静脉外,其他静脉均汇入肠系膜上静脉。

4.十二指肠皱襞和隐窝(研究生学习)

在十二指肠空肠曲和十二指肠悬韧带附近,腹膜形成了皱襞和隐窝。十二指肠上襞又称十二指肠空肠襞,呈半月形,下缘游离,位于十二指肠升部左侧,相当于第2腰椎平面。其左侧腹膜深面有肠系膜下静脉上行。在上襞后方为开口向下的十二指肠上隐窝。十二指肠下襞又称十二指肠系膜襞,呈三角形,上缘游离。下襞位于十二指肠升部左侧,相当于第3腰椎平面。在下襞后方为开口向上的十二指肠下隐窝,与十二指肠上隐窝开口相对。十二指肠旁襞位于十二指肠升部左侧,呈镰状,游离缘向右,内有肠系膜下静脉及左结肠动脉升支走行。十二指肠旁襞后方为十二指肠旁隐窝。

隐窝处易发生腹内疝,在处理时应注意防止损伤相关的血管。

临床联系

多数十二指肠溃疡(65%)发生在距幽门3 cm内的十二指肠上部的后壁,当溃疡穿孔时,内容物进入腹膜腔导致腹膜炎。十二指肠溃疡经常发生出血,尤其是十二指肠溃疡对胃十二指肠动脉的侵蚀会导致严重的出血并进入腹膜腔。

肠系膜上动脉综合征:十二指肠的水平部前面有肠系膜上动脉,后方有腹主动脉。当肠系膜上动脉起于腹主动脉处的夹角过小,或十二指肠悬肌过短使十二指肠空肠曲提高,从而使水平部位置升高到第2腰椎体前面,或十二指肠悬肌过长使水平部位置降到第4腰椎体前面,可导致肠系膜上动脉(或其分支中结肠动脉)引起的十二指肠压迫,形成急性或慢性十二指肠梗阻,临床称为肠系膜上动脉综合征。除了先天性的血管等因素以外,也可由后天性的腰椎前凸畸形,或无力型体质(十二指肠与肠系膜上动脉之间的脂肪垫消失)等因素引起。

(四)肝

1.位置

肝大部分位于右季肋区和腹上区,小部分位于左季肋区,除位于腹上区的部分外,其余均被肋骨、肋软骨所覆盖。其上界在右锁骨中线上的第5~6肋间;下界右侧与右肋弓一致,左侧在腹上区的剑突下2~3 cm处与腹前壁接触,故在此可扪及肝下缘。小儿肝下缘低于肋弓,但不超过2 cm,7岁后不能触及。

2. 毗邻

肝右半部的膈面借膈与右肋膈隐窝和右肺底相邻,脏面与右肾上腺、右肾、十二指肠上部、结肠右曲及胃前面小弯侧相邻。肝左半部的膈面借膈与心的下面相邻。后缘近左纵沟处与食管相接触。

3. 固定装置

腹部对肝有明显固定作用者为肝上后面无腹膜区(肝裸区)借结缔组织与膈相连。另外,肝周围的韧带(如冠状韧带、镰状韧带、肝圆韧带、三角韧带、肝胃韧带、肝十二指肠韧带等)也有一定固定作用。

4. 体表投影

体表投影可用三点作标志。第一点为右锁骨中线与第5肋相交处;第二点为右腋中线与第10肋下方1.5 cm 的相交处;第三点为左侧第6肋软骨距前正中线左侧约5 cm 处。

第一点与第三点的连线为肝上界;第一点与第二点的连线为肝右缘;第二点与第三点的连线相当于肝下缘,该线的右份相当于右肋弓下缘,中份相当于右第9肋与左第8肋前端的连线,此线为临床触诊肝下缘的部位,在剑突下2～3 cm 处。

5. 肝门与肝蒂

肝脏面有"H"形的沟,即左纵沟、右纵沟和横沟。横沟位于左、右纵沟之间,称肝门或第一肝门,有肝固有动脉的左、右支,肝门静脉的左、右支,左、右肝管,淋巴管及神经出入。肝左、中、右静脉于腔静脉沟的上部出肝汇入下腔静脉,出肝处称第二肝门。

来自右半肝脏面的副肝右静脉和尾状叶的一些小静脉统称为肝短静脉,在腔静脉沟的下部出肝注入下腔静脉,此出肝处称第三肝门。

出入肝门的肝固有动脉及其分支、肝管、肝门静脉及其属支、淋巴管及神经等共同被包于结缔组织内,统称为肝蒂。肝蒂内的主要结构排列,在肝门处从前向后是肝左、右管,肝固有动脉动的左、右支,肝门静脉的左、右支。在肝蒂中,肝左、右管汇合点最高,肝门静脉分叉点次之,肝固有动脉分叉点最低。

6. 分叶与分段

肝按外形分为左叶、右叶、方叶和尾状叶,这种分叶方法与肝内管道的分布规律不相符合,因而不能适应肝外科的需要。在肝内,以门静脉、肝动脉和肝管的分支所组成的 Glisson 系统,以及左、中、右3条肝静脉的走行为依据组成的肝静脉系统,可将肝分为左、右两半肝,五叶和八段(即 Couinaud 肝段划分法,见图7-3)。

肝的五叶、八段划分(研究学习)

正中裂(主门裂):从胆囊切迹中点至下腔静脉左缘的连线平面,内有肝中静脉主干,将肝分为左半肝和右半肝。

左叶间裂:在肝膈面为镰状韧带附着线的左侧 1 cm 处与下腔静脉左壁的连线;在脏面,为左纵沟(肝圆韧带裂和静脉韧带裂),内有左叶间静脉和肝门静脉左支矢状部,将左半肝分为左内叶(段Ⅳ)与左外叶(段Ⅱ和段Ⅲ)。

左段间裂(左门裂):肝左缘中上 1/3 交点至膈面下腔静脉左壁,至脏面左纵沟中点稍后上方。内有肝左静脉,将左外叶分为左外上段(段Ⅱ)和左外下段(段Ⅲ)。

右叶间裂(右门裂):肝下缘胆囊切迹中点右侧的外中 1/3 交点处向膈面至下腔静脉右缘,向脏面连于肝门右端。内有肝右静脉主干,将右半肝分为右前叶与右后叶。

右段间裂(横裂):在脏面,是肝右缘中点至肝门右端的连线。在膈面,肝右缘中点横向至正中裂。此裂相当于肝门静脉右支主干平面,将右前叶和右后叶分为四个段,分别为右前上段(段Ⅷ)和右前下段(段Ⅴ);右后上段(段Ⅶ)和右后下段(段Ⅵ)。

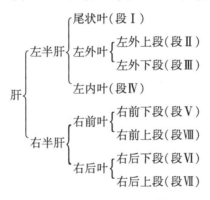

图 7-3　Couinaud 肝段

7. 淋巴

肝的淋巴管分为浅、深两组。

浅组位于肝膈面和脏面的表面,膈面淋巴管分为左、右、后 3 组。左组注入胃右淋巴结;右组注入主动脉前淋巴结;后组经膈的腔静脉孔进入胸腔,注入膈上淋巴结和纵隔后淋巴结。

脏面的淋巴管多注入肝淋巴结,右半肝后部及尾状叶的淋巴管注入纵隔后淋巴结。

深组在肝内形成升、降两干。升干随肝静脉出第二肝门,沿下腔静脉经膈的腔静脉孔进入胸腔,注入纵隔后淋巴结;降干伴肝门静脉分支出肝门,注入肝淋巴结。

肝淋巴结位于小网膜内,沿肝总动脉、肝固有动脉及其分支、胆道分布,主要包括较恒定的胆囊淋巴结和网膜孔淋巴结。

8. 神经

肝的内脏运动神经是交感神经和副交感神经。交感神经节前纤维起于胸 7 至胸 10 脊髓节段,在腹腔神经节换元,节后纤维随肝动脉走行,参与肝丛。副交感纤维来自左、右迷走神经。肝丛的神经纤维随血管分支至肝小叶,支配血管和胆管的平滑肌。胆囊和胆管有交感和副交感纤维分布,肝血管只有交感神经纤维。

肝的传入神经是右膈神经,但传入纤维的作用尚不完全清楚。肝的疼痛往往与肝体积增大有关,而切开、烧灼、穿刺并不产生疼痛。

9. 肝内管道

肝内管道包括两个系统即 Glisson 系统和肝静脉系统。肝门静脉、肝动脉和肝管在肝内的行径一致,被 Glisson 囊包裹构成 Glisson 系统,其中肝门静脉管径较粗,常作为肝分叶、分段的基础。

(1)肝门静脉　在肝横沟内分为左支和右支。

左支的分支相对恒定,可分为横部、角部、矢状部和囊部四部分。横部位于横沟内,走向左前上方;矢状部走行于肝圆韧带裂内,其与横部之间的转折处为角部,其向前略膨大为囊部。左支的主要分支有:①左外上支,起于角部,分布于左外上段;②左外下支,起于囊部,分布于左外下段;③左内支,起于囊部右侧,分布于左内叶。

右支粗短,沿横沟向右行,分为右前支和右后支。右前支分出数支腹侧和背侧支分别分布于右前上段和右前下段。右后支为右支主干的延续,分为右后叶上、下段支,分布于右后上段和右后下段。

尾状叶接受左、右支分支的双重分布。

(2)肝固有动脉　在入肝门之前分出肝左动脉和肝右动脉,分别至左、右半肝。分支与肝门静脉的分支相似。起于肝固有动脉以外的肝动脉,称为迷走肝动脉。分布于左半肝的多起于胃左动脉,分布于右半肝的多起于肠系膜上动脉。肝手术时,应注意有无迷走肝动脉。

(3)肝管　肝左、右管分别引流左、右半肝的胆汁。

(4)肝静脉　包括肝左、中、右静脉,肝右后静脉和尾状叶静脉,均在腔静脉沟出肝,注入下腔静脉。该系统静脉壁薄,无静脉瓣,变异多。

①肝左静脉:收集左外叶和小部分左内叶的静脉血,主干位于左段间裂内,由上、下两根合成,与肝中静脉汇合,经第二肝门注入下腔静脉。

②肝中静脉:收集左内叶大部分和右前叶左半的静脉血,由左、右两根合成,经第二肝门注入下腔静脉。

③肝右静脉:收集右前叶右半和右后叶大部分静脉血,由前、后两根在右叶间裂中 1/3 偏上处合成,经第二肝门注入下腔静脉。

④肝右后静脉:位于肝右叶后部,分为上、中、下三组。其中肝右后下静脉经第三肝门入下腔静脉。

⑤尾状叶静脉:由尾状叶中部经第三肝门汇入下腔静脉。

临床联系

膈下脓肿：腹膜炎可在腹膜腔的不同部位形成局部脓肿。凡位于膈肌以下、横结肠及其系膜以上区域内的局部脓肿统称为膈下脓肿。因阑尾破裂和十二指肠溃疡穿孔的频率较高，右侧膈下脓肿更为常见。膈下脓肿的脓液可流入肝肾隐窝，尤其当患者卧床不起时，表现更为明显。CT 是诊断膈下脓肿的最佳方法，定位准确，可显示脓肿的范围及其与周围脏器的关系。膈下脓肿多继发于弥漫性细菌腹膜炎或腹部手术后，早期症状往往隐蔽且缺乏特异性。典型的表现是在原发病得到处理好转后又逐渐出现感染中毒征象，包括全身表现和局部表现。膈下脓肿常需要手术引流。

肝硬化：肝脏是胃肠道吸收、解毒物质的主要部位，因此，很容易受到损伤。肝硬化是不同病因长期作用于肝脏引起的慢性进行性肝病。我国大多数的肝硬化为肝炎后肝硬化，少部分为酒精性肝硬化。肝硬化是肝细胞坏死后，肝纤维组织弥漫性增生，形成结节和假小叶，导致肝小叶正常结构和血液供应破坏。病变逐渐进展，晚期出现肝功能衰竭、门静脉高压和多种并发症，故而死亡率较高。

门腔静脉分流术：肝门静脉高压症可造成腹水、食管静脉丛和直肠静脉丛破裂出血等严重后果。门腔静脉分流术是降低肝门静脉高压的主要措施，手术方式包括肝门静脉和下腔静脉主干及其属支的吻合。经颈静脉肝内门腔内支架分流术（TIPSS）是在 X 线下，使用血管内支架，治疗肝门静脉高压的新途径。

（五）肝外胆道

1.组成

肝外胆道由肝左管、肝右管、肝总管、胆囊和胆总管等组成，见图 7 - 4。

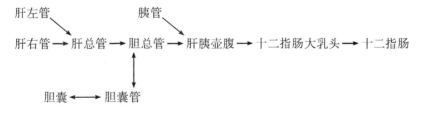

图 7 - 4　胆汁流经途经

2.胆囊

（1）分部及毗邻　胆囊位于肝下面的胆囊窝内，可分为底、体、颈、管四部。其前面紧贴肝，后面邻横结肠及十二指肠上部，底正对腹前壁相当于右腹直肌外缘（或右锁骨中线）与右肋弓的交点处。胆囊炎时,此处可有压痛和反跳痛。临床检查时,用左手拇指抵压此处并嘱咐病人做深呼吸,胆囊随呼吸下降,遇到手指按压点产生疼痛使病人暂停吸气,称为墨菲征(Murphy 征)。

(2)胆囊动脉　胆囊动脉常位于胆囊三角(Calot 三角)内,起自肝右动脉,右行至胆囊颈处分为浅、深二支,分别分布于胆囊的前、后面。胆囊三角由胆囊管、肝总管和肝下面三者组成。

胆囊动脉的变异:可起自肝固有动脉、肝固有动脉左支、胃十二指肠动脉或具有双胆囊动脉等。

3.胆总管

长 7 ~ 8 cm,直径 0.6 ~ 0.8 cm,可分四段。

(1)十二指肠上段(第一段)　行于肝十二指肠韧带的游离缘内,胆总管切开探查引流术在此段进行。

(2)十二指肠后段(第二段)　前有十二指肠上部,后有下腔静脉,左侧有门静脉。

(3)胰腺段(第三段)　上部在胰头后方或包埋于胰腺内,下部与十二指肠降部内侧壁平行下行。

(4)十二指肠壁段(第四段)　斜穿十二指肠降部中份的后内侧壁,其末端与胰管汇合后略膨大,形成肝胰壶腹(Vater 壶腹),开口于十二指肠大乳头。

临床联系

胆囊变异:胆囊可出现数量、形态、位置等多种变异。数量变异有先天性胆囊缺如、多胆囊等,以双胆囊多见。形态变异最常见的为帽状胆囊,在胆囊底和胆囊体之间或胆囊体和胆囊颈之间有向内的皱褶。位置变异有左位胆囊、游离胆囊、肝内胆囊等。大多数人的胆囊与胆囊窝紧密相连,约4%的人胆囊通过一个短的胆囊系膜悬吊在肝脏上,增加了它的移动性。活动胆囊容易发生血管扭转和梗死。

胆石症:是指胆道系统发生结石的疾病。胆石症中胆囊结石多见,胆管结石少见。胆结石可引起的胆道梗阻和胆道感染。胆石症典型的症状是胆绞痛。B 超是胆石症的首选检查项目。

胆囊的神经支配来自于腹腔神经丛的肝丛。副交感神经使胆囊收缩,使 Oddi 括约肌舒张,将胆汁排入十二指肠;交感神经的作用则相反。胆囊的传入神经是右膈神经,因此可出现右肩部放射性疼痛(牵涉痛)。

胆囊病变常有上腹部痛或右上腹痛和右肩放射痛,疼痛可为阵发性、持续性或持续疼痛并阵发性加剧。阵发性疼痛主要与 Oddi 括约肌或胆囊收缩有关,常见于单纯的胆道蛔虫症、胆石症。持续性疼痛主要与肝外胆道炎症或扩张有关。若胆道蛔虫症、胆石症合并感染或梗阻时,则表现为上腹部持续疼痛并阵发性加剧。胆囊病变出现右肩部放射痛是由于右膈神经与分布于右肩部的神经连于相同的脊髓节段(颈 3 ~ 4)。

胆囊切除术:严重胆绞痛的病人需切除胆囊。目前常采用腹腔镜胆囊切除术。切除前仔细解剖胆囊三角区并观察有无变异,先结扎胆囊动脉。然后在胆囊三角下缘结扎胆囊管,应注意胆囊管也可有变异,勿损伤肝总管等结构。

(六)胰

胰位于腹上区和左季肋区,横过第1、2 腰椎前方,除胰尾外均属腹膜外位。

1. 分部

胰可分为四部。

胰头:位于第 2 腰椎右侧,是胰最宽大的部分。胰头上、右、下三面被十二指肠所环绕,前有横结肠,后有胆总管、门静脉和下腔静脉。胰头下部有向左突出的钩突,其前面有凹陷,肠系膜上动脉、肠系膜上静脉从此处经过。

胰颈:是胰头与胰体之间较狭窄的部分,宽 2 ~ 2.5 cm,胰颈前方与胃幽门及十二指肠球部相贴,后方邻肠系膜上静脉及门静脉起始部。

胰体:位于第 1 腰椎平面。前面隔网膜囊与胃后壁相邻,后面与腹主动脉、左肾上腺、左肾及脾动脉、脾静脉相贴。

胰尾:是胰左端的狭细部分,行经脾肾韧带的二层腹膜之间,末端达脾门。于此部上缘可见脾动脉、脾静脉。

2. 胰管

胰管位于胰实质内,起自胰尾,横贯胰全长,至胰头右缘与胆总管汇合形成肝胰壶腹,经十二指肠大乳头开口于十二指肠降部。部分人在胰头上部有副胰管,主要引流胰头前上部的胰液,开口于十二指肠小乳头。

3. 血管

动脉:胰十二指肠上动脉、胰十二指肠下动脉分别发出前后分支,相互吻合,分支到胰头部。胰背动脉和脾动脉胰支等均源于脾动脉,分支营养胰颈、胰体、胰尾。

静脉:多与同名动脉伴行,注入肝门静脉系统。

临床联系

肝胰壶腹堵塞与胰腺炎：胆结石可停留在肝胰壶腹狭窄的远端，使肝胰壶腹阻塞。在此情况下，胆道和胰管系统都被阻塞，胆汁和胰液均不能进入十二指肠。而胆汁可能倒流进入胰管，导致胰腺炎。类似的胆汁反流有时由肝胰括约肌痉挛引起。正常情况下，胰管括约肌可防止胆汁反流进胰管。但是，如果肝胰壶腹梗阻，较弱的胰管括约肌不能承受肝胰壶腹内胆汁的过大压力。如果副胰管与主胰管相连并通入十二指肠，可缓解胰管阻塞或肝胰括约肌痉挛。

内窥镜逆行胰胆管造影(ERCP)：是诊断胰腺和胆道疾病的重要方法。将内窥镜通过口腔、食道和胃，进入十二指肠，经十二指肠乳头插入导管，进行胆管或胰管注射造影。该方法可使胰管显影，对慢性胰腺炎、胰头癌和壶腹癌的诊断有一定帮助，也可使胆管显影，有助于了解胆道病变。

胰腺癌：由于胰脏后部的毗邻关系，胰头部癌常压迫和阻塞胆管和/或肝胰壶腹引起阻塞，造成梗阻性黄疸。由于覆盖在肝门静脉或下腔静脉之上，胰腺颈部和胰体癌可引起这些大静脉阻塞。胰腺有大量的引流到相对难以到达的淋巴结，而胰腺癌通常在早期通过肝门静脉转移到肝脏，因此，几乎不可能手术切除胰腺癌。

（七）脾

脾是人体最大的淋巴器官，位于左季肋区，其长轴与左侧第 10 肋平行。位置可随呼吸和体位而变。脾可分为膈、脏两面；前、后两端；上、下两缘。膈面与膈相邻，凸隆；脏面与腹腔脏器相邻，凹陷，有脾门（血管、神经、淋巴出入之处）。前端宽阔，朝向腹外侧，后端钝圆，朝向背内侧；上缘较锐，有 3~4 个切迹。部分人(5%~35%)可有副脾。

脾动脉起于腹腔干，沿胰上缘向左进入脾肾韧带，分支进入脾门。脾静脉位于脾动脉后下方，在胰颈后方与肠系膜上静脉汇合形成肝门静脉。

临床联系

脾切除和脾肿大：脾质地柔软，受外伤易破裂，破裂后修复困难。因此，脾切除术通常是为了防止出血致死而采用的紧急措施。即使是全脾切除术，通常也不会对人的日常生活产生严重的影响。对于成年人而言，脾大部分功能由其他网状内皮器官（如肝脏和骨髓）代替，但它们更容易受到某些细菌感染。当脾脏发生病变，如患粒细胞性白血病(白细胞数量高)时,脾脏可能会扩大到正常大小和重量的 10 倍以上(脾肿大)。脾充血时可伴高血压。脾肿大也可发生在某些溶血性贫血病或粒细胞性贫血等疾病中,其中红细胞或白细胞分别是以异常高的速度被破坏。在这种情况下,脾切除术可以挽救生命,若有副脾,应一并切除。

第四节 结肠下区的解剖

一、实验步骤与方法

查看大、小肠的位置,确认结肠的结肠带、结肠袋和肠脂垂等外形特征。

向上翻起大网膜、横结肠及其系膜,将空肠、回肠全部推向左下方,使肠系膜紧张。暴露小肠系膜根,纵行剖开肠系膜右层,寻找肠系膜上动脉和其右侧伴行的同名静脉。向上追踪肠系膜上动脉,至其起点(起于腹　主动脉前壁),在肠系膜上动脉主干右侧可见与之伴行的肠系膜上静脉,向上追踪至与脾静脉汇合处。

观察肠系膜淋巴结和沿血管走行的神经丛。沿肠系膜血管剥离腹膜直至回结肠及升结肠,在肠系膜上动脉的左缘,解剖出该动脉发出的空肠动脉、回肠动脉,这些动脉在肠系膜中分支吻合成弓,动脉弓由上向下逐渐增多,1~4级弓不等。自最后一级弓的凸缘发出直动脉至肠壁。观察并保留沿血管排列的淋巴结。

在肠系膜上动脉右缘,由下向上依次解剖出回结肠动脉、右结肠动脉和中结肠动脉。注意各动脉在到达结肠之前的分支、吻合情况,起始处是否有共干。肠系膜上动脉各支有同名静脉伴行,最后汇集为肠系膜上静脉。

在中结肠动脉上方、肠系膜上动脉起始处,寻找胰十二指肠下动脉,此动脉向右上行与胰十二指肠上动脉吻合。在阑尾系膜内解剖出阑尾动脉,向上追踪,观察其起于何处。

将空肠、回肠全部推向右侧,在下腹部中央处剖开腹膜,在腹主动脉分叉处的上方约4 cm处,找出肠系膜下动脉的起始部,然后清理其分支,这些分支动脉由上向下依次为左结肠动脉、乙状结肠动脉和直肠上动脉。观察位于同名动脉左侧的肠系膜下静脉,注意其向上汇入何处。

观察结肠内缘的边缘动脉,它是结肠动脉间的吻合支,与结肠平行。自边缘动脉发出终末动脉至结肠壁,终末动脉有长、短两支,长支行于浆膜层下,短支数目较多,大部分来自长支,也可直接发自边缘动脉。长、短两支均垂直进入肠壁。

查看、复习肝门静脉的位置、组成和属支。

二、局部解剖知识与临床联系

(一)大肠、小肠的血供特点

1. 动脉

(1)来源　大肠、小肠的动脉来源于肠系膜上动脉(图7-5)和肠系膜下动脉(图7-6)。

肠系膜上动脉
- 胰十二指肠下动脉:分支至十二指肠和胰头
- 空肠动脉、回肠动脉:有12~18条,在小肠系膜内吻合成动脉弓,再分支至空肠壁、回肠壁
- 回结肠动脉:分支至回肠、盲肠及阑尾
- 右结肠动脉:至升结肠
- 中结肠动脉:在横结肠系膜内,分左、右两支,再分支至横结肠

图7-5　肠系膜上动脉主要分支

肠系膜下动脉
- 左结肠动脉:分支至结肠左曲和降结肠
- 乙状结肠动脉:分支至乙状结肠
- 直肠上动脉:分为左、右支至直肠上段

图7-6　肠系膜下动脉主要分支

(2)分支吻合特点

①空、回肠动脉:12~18条空肠动脉、回肠动脉在小肠系膜内广泛吻合成动脉弓,可保证肠管在任何机能状态下的血供。此动脉弓自上向下依次增多,即小肠上1/4段只有一级弓,中2/4段则为二级弓、三级弓,下1/4段则有四级弓。接近肠管的末级动脉弓发出直动脉分布于肠壁,直动脉间缺少吻合。

②结肠动脉:各结肠动脉支之间在结肠内侧缘,从回盲部至乙状结肠末端处,相互吻合成一个完整的弓状吻合称**边缘动脉**。并由边缘动脉发出终末动脉——直动脉,再分出长、短二支,长支再分为前、后两支,供应系膜带的对侧肠壁;短支供应系膜缘侧的肠壁。边缘动脉虽有吻合,但有薄弱处,常为吻合不佳或中断所致。各结肠动脉起始、支数及经行常有变异。

2. 静脉

小肠的静脉与同名动脉伴行,多汇入肠系膜上静脉,之后汇入门静脉。结肠的静脉亦与同名动脉伴行,回结肠静脉、右结肠静脉及中结肠静脉均汇入肠系膜上静脉,后汇入门静脉。左结肠静脉、乙状结肠静脉及直肠上静脉汇入肠系膜下静脉,之后汇入脾静脉或肠系膜上静脉,最终汇入门静脉。

(二)阑尾

1. 形态和结构特点

阑尾呈蚓状,长短不定,为 5 ~ 7(2 ~ 20) cm;管腔细,直径 0.5 ~ 0.6 cm。阑尾系膜呈三角形。管壁肌层有环形及纵形肌,但不完整,小儿管壁薄。

2. 位置

阑尾尖部位置变化较大,常见的位置有回肠前位(28%)、盆位(26%)、盲肠后位(24%)、回肠后位(8%)、盲肠下位(6%)。也可随盲肠的异位而不同。

3. 血管

(1)动脉　阑尾动脉起于回结肠动脉或其分支盲肠前动脉、盲肠后动脉,多为 1 支,经回肠末段后方进入阑尾系膜内,沿其游离缘至阑尾尖端,与附近动脉无侧支吻合。

(2)静脉　阑尾静脉→肠系膜上静脉→肝门静脉→肝。

4. 根部体表投影

根部附于盲肠后内侧壁,三条结肠带的会合点。

5. 常用的体表投影点

(1)麦氏点(McBurney 点)　脐与右髂前上棘连线的中、外 1/3 交界处(通常)。

(2)兰氏点(Lanz 点)　左、右髂前上棘连线的右、中 1/3 交界处(有时)。

(三)回盲部的襞和隐窝

回盲部的襞和隐窝常见的有以下三种,a. 回盲上襞:位于盲肠内侧,回盲结合部上方的腹膜皱襞,向上连于回肠末端的肠系膜,襞内有盲肠前动脉。回盲上隐窝位于回肠末端与盲肠相连接处的上方,上界为回盲上襞,隐窝口向下。b. 回盲下隐窝:位于回肠末端与盲肠相连接处的下方,上界为回盲下襞,下界为阑尾系膜。c. 盲肠后隐窝:位于盲肠的后方,右界为盲肠襞。

(四)结肠的形态特征

结肠除位置区别于小肠之外,还有一些形态特征。a. 管腔大,管壁薄。b. 肠壁内面无环状皱襞和绒毛。c. 肠壁外面有纵行的三条结肠带,由于结肠带相对较短,使得结肠皱褶形成结肠袋,在结肠带上有肠脂垂。结肠带为纵行肌集中形成,以等距离排列于结肠壁上,按位置命名为系膜带、网膜带和独立带。系膜带位于横结肠系膜处,升结肠、降结肠和乙状结肠的后内侧缘。网膜带位于横结肠上缘大网膜附着处,升结肠、降结肠和乙状结肠的后外侧缘。独立带为横结肠下缘,升结肠、降结肠和乙状结肠的前面。三条结肠带起自盲肠末端,经盲肠壁汇集于阑尾根部,续为阑尾的纵行肌,是手术中寻找阑尾的标志。结肠带纵贯结肠,延续至直肠上端而分散。

(五)肝门静脉

肝门静脉在胰颈后方由肠系膜上静脉和脾静脉汇合而成,在肝十二指肠韧带内上行至肝门,分为左、右支进入左、右半肝。在肝十二指肠韧带内,肝门静脉的右前面邻胆总管,左前面邻肝固有动脉,后面隔网膜孔邻下腔静脉。肝门静脉有 7 条属支,分别为肠系膜上静脉、脾静脉、肠系膜下静脉、胃左静脉、胃右静脉、胆囊静脉和附脐静脉。肝门静脉系与腔静脉系之间有广泛的吻合。

临床联系

空肠和回肠借小肠系膜连于腹后壁,又合称为系膜小肠,由于系膜,小肠位置可随体位、呼吸、邻近器官的状态而变化。X 线检查时,按部位将小肠分为 6 组:第 1 组为位于腹上区的十二指肠;第 2 组为左腹外侧区的空肠上段;第 3 组为左腹股沟区的空肠下段;第 4 组为脐区的回肠上段;第 5 组为右腹外侧区的回肠中段;第 6 组为右腹股沟区、腹下区、盆腔的回肠下段。

小肠切除:临床上可根据病情切除部分小肠。通常空回肠切除 1/2 ~ 1/3 为安全限度,若切除 70% 小肠则需为患者提供特殊饮食。在切除时应注意肠系膜与肠壁之间的系膜三角处肠壁无腹膜覆盖,损伤后不易愈合,缝合时需加以留意,防止产生肠瘘。由于空肠、回肠血管随肠系膜呈扇形分布,肠系膜应做扇形切除,避免术后肠管缺血坏死。

回肠有较长的系膜,活动度大,血供明确,取材容易,是临床上管状器官修复的理想的自体材料,常被用于泌尿外科、妇科、食管外科的重建性手术,如回肠代输尿管、代膀胱、代食管、代阴道等。常选取距离回盲部大于 15 cm 的一段回肠,切取的系膜内需要保留 1 ~ 2 支明显的血管弓。

迈克尔憩室:是胚胎时期卵黄囊闭锁退化不全引起的常见消化道畸形,发病率为2% 左右,临床上常无症状,可在不同年龄发病,多以消化道出血、穿孔、腹膜炎等急腹症就诊。迈克尔憩室一般位于距离回盲部 50 ~ 100 cm 的末端回肠。有多种形态,圆锥状或管状,一般 3 ~ 6 cm,出现在肠管的对系膜缘,其内常含有异位组织,以胃黏膜多见。憩室可能会发炎并产生类似阑尾炎的疼痛。

阑尾炎:是由多种因素引起的阑尾炎性改变,多见于青年,以 20 ~ 30 岁发病率最高。根据病程可分为急性阑尾炎和慢性阑尾炎两种。急性阑尾炎初期的典型症状为转移性腹痛,最初为上腹或脐周疼痛,6~8小时后腹痛转移并固定于右下腹,麦氏点固定性压痛及反跳痛是最常见和最重要的体征。慢性阑尾炎常表现为右下腹间断性疼痛。急性阑尾炎可经外科手术治疗。

阑尾切除术:手术切除阑尾可以通过右下象限的横切口或以麦氏点为中心的麦克伯尼切口(McBurney切口)完成。目前,腹腔镜阑尾切除术已成为切除阑尾安全有效的方法,尤其适用于肥胖患者和右下腹疼痛诊断不明的绝经前女性。腹腔镜下视野比传统开腹手术更大、更清晰和全面,特别是对位置相对隐蔽的盲肠后位、回肠后位、盆位等的暴露更有优势。

第五节　腹膜后间隙的解剖

一、实验步骤与方法

(一)解剖腹后壁的血管、神经和淋巴结

1.观察腹膜后隙

剔除腹后壁残存的壁腹膜,暴露腹膜后间隙。观察腹膜后隙的境界、内容及各结构之间的位置关系。

2.解剖观察腹主动脉及其周围结构

观察肾前筋膜,沿中线纵行切开,向两侧分离,显露腹主动脉和下腔静脉。在腹主动脉和下腔静脉周围,寻找大小不等的腰淋巴结。于腹腔干、肠系膜上动脉、肠系膜下动脉根部周围寻找和清理各同名淋巴结。注意保留在淋巴结周围的神经纤维,待后观察。

3.解剖肾动脉

在肠系膜上动脉的下方,寻找以直角发自腹主动脉的肾动脉。肾动脉约平第2腰椎,右侧者长于左侧,其位置也略低于左侧,追踪至肾门,可见其前方有肾静脉伴行。观察肾动脉至肾上腺的分支(肾上腺下动脉)。注意有无副肾动脉存在,该动脉可起于肾动脉或腹主动脉,不经肾门而由肾的上下端入肾。

4.解剖肾上腺中动脉

在肾动脉的上方,解剖起于腹主动脉侧壁的肾上腺中动脉,向外追踪至肾上腺。

5.解剖睾丸(卵巢)动脉

在腰大肌前面找寻睾丸(卵巢)动、静脉。睾丸动脉在肾动脉起始处的稍下方,约平第2腰椎高度,起自腹主动脉前壁,沿腰大肌前面向外下行,至第4腰椎下缘高度斜越输尿管前方,再越过髂外血管的前方,至腹股沟管深环处,进入腹股沟管,参与精索的组成。卵巢动脉的起始、经行,与睾丸动脉相似,将其追至卵巢悬韧带处。

6.解剖膈下动脉及其分支

在膈的主动脉裂孔稍下方寻找膈下动脉,观察其起自腹主动脉,行向外上方。左膈下动脉经食管腹段的后方,发支至食管腹段。右膈下动脉经下腔静脉的后方,至膈中心腱处分为前、后支,分布于膈。观察该动脉起始部分出的肾上腺上动脉,追踪至肾上腺。

7.解剖腰动脉

腰动脉有4对,分别平对上4个腰椎起于腹主动脉的后壁,经腰方肌后方分布于腹壁。

8.解剖髂总动脉、髂总静脉

沿腹主动脉和下腔静脉向下,可见腹主动脉分为左髂总动脉、右髂总动脉,在其稍下方左髂总静脉、右髂总静脉汇合成下腔静脉。追踪髂总动脉,至骶髂关节前方,可见其分为髂内动脉和髂外动脉,前者进入小骨盆腔,后者经腹股沟韧带深面移行为股动脉,在其末端处寻找其分支:腹壁下动脉和旋髂深动脉。上述动脉旁边均有同名静脉伴行。

9.解剖上腹下丛和骶正中动脉

在腹主动脉分为左、右髂总动脉的分叉处,仔细查看细丝状的神经纤维交织成丛,向下越过骶岬进入盆腔,此即上腹下丛。将神经丛提起并推向一侧,寻找起始于腹主动脉分叉处后壁的细小动脉——骶正中动脉,向下追踪至小骨盆上口。

(二)解剖肾及肾上腺

1.解剖观察肾及肾上腺相关结构

纵行切开肾前面的腹膜,依次解剖并观察肾筋膜、肾脂肪囊和肾纤维囊。

在两肾及肾上腺的前面(距离正中线约5 cm)纵行切开肾筋膜,以刀柄或手指在筋膜深面向上、下、内、外侧探查筋膜的范围,并注意不同部位的厚薄。将切开的肾筋膜翻向内外侧,暴露肾周围的脂肪,即脂肪囊。小心剥除脂肪,注意勿损伤肾上腺及其血管,显露肾纤维囊。沿肾的外缘切开肾纤维囊,游离肾。

原位观察肾的形态、位置。将肾周围的结构复位,观察左、右肾前面的毗邻;将肾翻向内侧,观察肾后面的毗邻。在肾门处清理出肾静脉、肾动脉和肾盂,观察其前后、上下的位置关系。右肾动脉经下腔静脉后方入肾,较左肾动脉长。左肾静脉经腹主动脉前方入下腔静脉,较右肾静脉长。注意有无副肾动脉。在肾上端解剖出左、右肾上腺。观察左、右肾上腺的形态及毗邻。观察已解剖出的肾上腺动脉,寻找追踪肾上腺静脉。

2.解剖右肾(研究生操作)

在距肾门约2 cm处切断右肾血管,在右肾的下端切断输尿管,取出右肾。经肾门将肾做冠状位切开,去除肾窦内的脂肪,观察肾窦的形态及其内容。在肾的冠状切面上观察肾实质,分辨肾皮质、肾髓质,观察肾乳头、肾小盏、肾大盏和肾盂等结构。

（三）解剖输尿管

向下追输尿管至入盆腔。观察输尿管经行、狭窄部位和与血管交叉关系。在腹部，睾丸（卵巢）血管过输尿管前方；在骨盆入口处，髂血管则过输尿管的后方。

（四）解剖腰丛的分支

清除腹后壁残余的腹膜和肾筋膜，显露腰大肌和腰方肌。寻找和修洁腰丛的分支。髂腹下神经和髂腹股沟神经在腰方肌前面向外下斜行，穿入腹横肌。股外侧皮神经和股神经向下行至腹股沟韧带深面。生殖股神经沿腰大肌表面下行，分为股支和生殖支。闭孔神经沿腰大肌内侧缘下行，进入盆腔。

（五）解剖腰交感干

在腹主动脉左侧，沿腰大肌内侧缘找出左腰交感干，在下腔静脉后面寻找右腰交感干。观察腰交感干神经节和交通支。

（六）解剖腹腔神经丛

寻找从胸部下行至腹部的内脏大神经和内脏小神经，验证其连于腹腔神经节和主动脉肾节。在腹腔干根部两旁，小心清除疏松结缔组织，辨认腹腔神经节为一对形状不规则、较硬的结构，右侧的腹腔神经节常被下腔静脉所掩盖。腹腔神经节参与构成腹腔丛。主动脉肾节位于肾动脉起始处。可用镊子提起内脏大神经，向上轻轻牵拉，观察腹腔神经节是否随之活动。同样，牵拉内脏小神经，确认主动脉肾节。在肠系膜上动脉、肠系膜下动脉的根部，观察肠系膜的上、下丛，观察在腹主动脉表面的腹主动脉丛。

（七）解剖乳糜池及与其相连淋巴干

在腹主动脉的后方，约第1腰椎水平寻找囊状的乳糜池，向上为胸导管，追踪至主动脉裂孔处。在乳糜池的两侧及下方寻找较大的淋巴管道，即左、右腰干和肠干，追踪其联结。

二、局部解剖知识与临床联系

腹膜后隙与腹后壁

腹膜后隙位于腹后壁腹膜与腹内筋膜之间，上方起自膈，下达骶岬、骨盆上口处。此间隙借两侧腹膜下筋膜向上经腰肋三角与后纵隔相通,向下与盆腔腹膜外隙相通,故腹膜后隙内的感染易向上、向下扩散。此间隙内有肾、肾上腺、输尿管腹部、腹主动脉、下腔静脉、淋巴结和神经等重要结构,并有大量脂肪和结缔组织。上述器官的手术,多采用腰腹部斜切口经腹膜腔外入路。

腹后壁又名腰部,其范围上为第12肋骨,下为髂嵴,内侧为后正中线,外侧为腋后线的延长线共同围成的四边形,主要结构包括腰大肌、腰方肌、髂肌、腹壁扁肌后份及腹内筋膜。

1. 肾

(1)位置 肾位于脊柱腰段两侧,两肾肾门相对,上端相距稍近。受肝脏影响,右肾低于左肾1~2 cm(约半个椎体)。

右肾:上端平第12胸椎,下端平第3腰椎,第12肋斜过右肾后面的上部。

左肾:上端平第11胸椎,下端平第2腰椎,第12肋斜过左肾后面的中部。

肾门的体表投影:在腹前壁位于第9肋前端。

在腹后壁位于第12肋下缘与竖脊肌外缘的交角处,此角称肾角或脊肋角。肾病变时,此部可有压痛或叩击痛。

(2)毗邻 肾上方借疏松结缔组织与肾上腺相邻。左肾内侧有腹主动脉,右肾内侧有下腔静脉,肾内后方分别有左、右交感干。左肾前方上部有胃后壁,中部有胰,下部有空肠袢及结肠左曲;右肾前方上部为肝右叶,下部为结肠右曲,内侧为十二指肠降部。左、右肾后方结构相似,第12肋以上邻膈并借膈与胸膜腔相邻;第12肋以下部分除肋下血管、神经外,自内向外有腰大肌及其前方的生殖股神经,腰方肌及其前方的髂腹下神经、髂腹股沟神经等。

(3)肾门、肾窦、肾蒂

①肾门:为肾内缘中部凹陷处,是肾血管、肾盂、神经和淋巴管出入肾的部位,肾门的前、后缘称肾唇。

②肾窦:是由肾门深入肾实质所围成的腔隙,其内有肾动脉的分支、肾静脉的属支、肾盂、肾大盏、肾小盏、神经、淋巴管和脂肪组织。

③肾蒂:由出入肾门的肾血管、肾盂、神经和淋巴管等所组成,其主要结构的排列,由前向后依次为肾静脉、肾动脉和肾盂;由上向下依次为肾动脉、肾静脉和肾盂。

(4)肾的血管、淋巴回流和神经

①肾动脉与肾段:肾动脉多平第1~2腰椎间盘高度,起自腹主动脉的两侧,于肾静脉的后上方横行向外经肾门入肾。

肾动脉在入肾门之前分为前、后两干。在肾窦内,前干走行在肾盂前方,分出上、上前、下前和下等段动脉。后干走行在肾盂后方,入肾后延为后段动脉。每一段动脉分别分布于相应区域的肾实质即肾段。肾段共有上段、上前段、下前段、下段和后段五段。

肾段动脉在肾内缺乏吻合，故当某一肾段动脉血流受阻时，其相应供血区的肾实质即可发生坏死。

肾动脉的变异较常见，将不经肾门而进入肾的动脉称副肾动脉，其可起自肾动脉或腹主动脉等处。

②肾静脉：其在肾内分布与动脉不同，无分段形式但有广泛吻合，故肾内单支结扎不影响血液回流。左肾静脉跨越腹主动脉前方而注入下腔静脉，故较长，且左肾静脉收集左肾上腺静脉和左睾丸（或卵巢）静脉。右肾静脉较短，通常无肾外属支汇入。

③淋巴回流：肾内淋巴管分浅、深两组，浅组引流肾被膜及其附近的淋巴，深组引流肾实质的淋巴，两组淋巴管相互吻合注入肾门淋巴结，其输出管注入腰淋巴结或直接汇入腰干。

④神经：肾接受交感神经和副交感神经双重支配，还有内脏感觉神经通过。交感神经来自肾丛，分布于肾血管。副交感神经来自迷走神经，只达肾盂。感觉神经来自交感神经和迷走神经的分支。

（5）肾的被膜　肾的被膜由外向内依次为肾筋膜、脂肪囊和纤维囊。

①肾筋膜：分前、后两层（即肾前筋膜与肾后筋膜）共同包绕肾上腺和肾。前、后两层向上和向外侧互相融合，并分别与膈下筋膜、腹横筋膜相连续。向下两层互相分离，其间有输尿管通过，前层在髂窝消失于腹膜下筋膜中，后层与髂筋膜愈着。向内侧，前层越过腹主动脉和下腔静脉的前方，与对侧前层相连；后层与腰方肌、腰大肌筋膜汇合后附于椎体。自肾筋膜深面发出许多结缔组织小束，穿过脂肪囊与纤维囊相连，对肾起固定作用。

②脂肪囊：又称肾床，为脂肪组织层，成人厚度一般可达 2 cm，在肾的后面和下端较发达，对肾具有支持和保护作用。肾囊封闭时，药液即注入此囊内。

③纤维囊：为肾的固有膜，薄而坚韧，贴覆于肾表面，对肾有保护作用。纤维膜易于从肾表面剥离。

临床联系

肾周间隙：为肾前、后筋膜之间的间隙，内有肾、肾上腺、脂肪及营养肾周脂肪的肾包膜血管。因肾周间隙下方完全开放，当腹壁肌力弱、肾周脂肪少、肾的固定结构薄弱时，可产生肾下垂或游走肾。肾脏感染常局限在肾周间隙内，但肾积脓或肾周围炎症时，脓液也可沿肾筋膜向下蔓延达髂窝或大腿根部。

肾下垂：由于肾筋膜向下并未融合，当身体直立时，异常活动的肾脏可能下降超过正常的 3 cm。当肾脏下降时，肾上腺会保持在原位。肾下垂与异位肾的区别在于正常长度的输尿管有松散的卷曲或扭结,缩短肾到膀胱的距离。间歇性肾区疼痛的症状可躺下后缓解,可能是与牵引肾血管相关。

肾移植:肾移植是慢性肾功能衰竭的首选治疗方法,肾脏移植的位置在髂窝。肾动脉、肾静脉分别与髂外动脉、髂外静脉相连,输尿管缝合入膀胱。肾移植的主要问题是组织排斥反应。

泌尿系统结石:多发于男性,常见于 20~60 岁的人群。结石可以在肾盏、输尿管或膀胱中形成和发展。肾结石可以从肾脏进入肾盂,然后进入输尿管。输尿管结石在输尿管收缩作用下逐渐沿输尿管下行,引起严重的间歇性疼痛(输尿管绞痛)。泌尿系结石常产生明显的刺激疼痛,引起排尿困难和血尿。膀胱结石还会导致膀胱内残留尿液。泌尿系统结石的并发症包括感染、尿路梗阻和肾功能衰竭。尿路结石的诊断需结合病史和相关检查,腹部 X 线片可见高密度结石影,B 超显示肾盂和肾盏扩张,静脉尿路造影可以精确定位梗阻位置。目前常用的治疗方案包括手术、体外碎石、器械经尿道取石等。

2. 输尿管腹部

输尿管位于脊柱两侧,左、右各一。上端起自肾盂,下端止于膀胱,全长 25~30 cm。

(1)输尿管的结构 输尿管分三部,即腹部、盆部和壁内部。每部起始处管腔均较狭窄,即输尿管的三个狭窄处。

①腹部:自肾盂与输尿管移行处至跨越髂血管处,长 13~14 cm,体表投影相当于腹前壁的半月线。

②盆部:自跨髂血管处至膀胱壁。

③壁内部:自入膀胱壁至输尿管口。

(2)输尿管腹部的毗邻 左侧输尿管前方为十二指肠空肠曲,并有左结肠血管、左睾丸(卵巢)血管、乙状结肠系膜跨过。右侧输尿管上段前方自上向下有十二指肠降部、右结肠和回结肠血管、小肠系膜根和右睾丸(卵巢)血管跨过,下段的外侧与回盲部及阑尾相邻。

(3)血液供应 输尿管的血液供应是多源性的,腹部主要来自肾动脉、睾丸(卵巢)动脉、腹主动脉和髂总动脉等分支供应。

输尿管腹部的静脉与动脉伴行,分别经肾静脉、睾丸(卵巢)静脉、髂静脉等回流。

临床联系

先天性肾脏和输尿管异常：双肾盂和双输尿管很常见，是由于输尿管芽（后肾憩室）、肾盂原基和输尿管的分裂造成的。马蹄肾是肾脏的下极融合形成，常位于椎体的第3～5腰椎水平，一般无症状产生。然而，也可能出现相关肾脏和肾盂的异常、阻塞输尿管。异位肾是一侧或两侧的胚胎肾不能进入腹部，而位于骶骨前面，其血液供应通常来自主动脉分叉或髂总动脉。在分娩过程中，骨盆内的异位肾也可能受到伤害或引起梗阻。

3. 肾上腺

肾上腺位于腹膜后方脊柱两侧，相当于第11胸椎高度，紧邻两肾的上端。左侧为半月形，右侧呈三角形，高约5 cm，宽约3 cm，厚0.5～1 cm，重5～7 g。

左肾上腺前面有胃、胰及脾动脉，内侧为主动脉腹部，后面为膈。右肾上腺前方为肝，内侧为下腔静脉，后面为膈。肾上腺的动脉分上、中、下三支，分别来自膈下动脉、腹主动脉和肾动脉。肾上腺的静脉每侧通常各为1支，左侧者汇入左肾静脉，右侧者汇入下腔静脉。

4. 腹主动脉

腹主动脉位于第12胸椎至第4腰椎的左前方，上自膈的主动脉裂孔续于胸主动脉，下至第4腰椎下缘水平分为左、右髂总动脉，全长14～15 cm。腹主动脉前方有胰、十二指肠升部及小肠系膜根等，后方有第1～4腰椎及椎间盘，右侧为下腔静脉，左侧为左交感干腰部。腹主动脉分支有以下结构。

（1）不成对的脏支 腹腔干、肠系膜上动脉、肠系膜下动脉。

（2）成对的脏支 肾上腺中动脉、肾动脉、睾丸（卵巢）动脉。

（3）壁支 膈下动脉、腰动脉（4对）、骶正中动脉。

临床联系

腹主动脉瘤：通常由于主动脉壁先天或后天的薄弱所致，可以通过腹部深部触诊发现，通过医学影像确诊。如果没有及时发现，腹主动脉瘤的死亡率接近90%，这是因为动脉瘤破裂出血。治疗方法包括手术打开动脉瘤，插入假体移植物，并在移植物上方缝合主动脉壁，也可经过血管内导管治疗。

5. 下腔静脉

下腔静脉是人体最大的静脉，收集两下肢部、盆部、腹部、脊柱腰骶段、脊髓下段及脊髓下段被膜的静脉血。平第 4~5 腰椎水平由左、右髂总静脉汇合而成,在脊杜前方沿腹主动脉右侧上行,经肝的腔静脉沟继而穿膈的腔静脉孔入胸腔,开口于右心房。

下腔静脉的前面有肝、胰头、十二指肠水平部、右睾丸(卵巢)动脉、小肠系膜根等越过,后面有右膈脚、腰椎体、右腰交感干和腹主动脉的壁支,左侧为腹主动脉,右侧与右腰大肌、右输尿管、右肾和右肾上腺相邻。

下腔静脉的属支主要有髂总静脉、右睾丸(卵巢)静脉、肾静脉、右肾上腺静脉、肝静脉、膈下静脉和腰静脉等。其中左侧睾丸(或卵巢)静脉和左侧肾上腺静脉注入左肾静脉。

在临床上,因左侧睾丸静脉流程长,几乎垂直上行,呈直角汇入左肾静脉,回流阻力大,且乙状结肠从其前方跨过,易受压迫,故左侧睾丸静脉曲张较右侧多见。

6. 神经

(1)腰交感干 由 4~5 个腰交感神经节和节间支组成,位于脊柱与腰大肌之间,为椎前筋膜所覆盖,上方连于胸交感干,下方延续为骶交感干,左、右交感干之间有横行的交通支相连。左腰交感干与腹主动脉左缘相邻,下端位于左髂总静脉的后方。右腰交感干的前面除有下腔静脉覆盖外,有时还有 1 或 2 支腰静脉越过,右腰交感干的下段位于右髂总静脉的后方。两干的外侧有生殖股神经并行。

(2)腹腔神经丛 是最大的内脏神经丛,位于左、右膈脚和腹主动脉上段的前方,两侧肾上腺之间,环绕腹腔干和肠系膜上动脉根部的周围,由一对腹腔神经节和进出节的神经纤维组成,接受内脏大神经的节前纤维。此节的外下部较突出,称主动脉肾节,接受来自内脏小神经的节前纤维。此外,腰交感干的上位神经节、两侧迷走神经和两侧膈神经均有分支参与组成腹腔神经丛。腹腔神经丛还发出许多分支参与组成膈丛、肝丛、胃丛、脾丛、肾丛和肠系膜上丛、肠系膜下丛等,并分别沿同名血管分支到达各脏器。

(3)腹主动脉丛 是腹腔丛在腹主动脉表面向下延续的部分,并接受腰交感干发出的节后纤维,向下延续为上腹下丛和髂总动脉丛,并发分支至下腔静脉。髂总动脉丛延伸至股动脉的近侧段。

(4)腹下丛 分为上腹下丛与下腹下丛,前者为腹主动脉丛的延续部分,并接受下位腰交感干的腰内脏神经,位于第 5 腰椎体前面,两侧髂总动脉之间,分为两束入盆,移行为下腹下丛(又名盆丛)。

(5)肠系膜下丛 来自腹主动脉丛,接受由盆丛来的骶部副交感节前纤维和第 1~2 腰交感神经节的纤维,沿肠系膜下动脉及其分支分布于降结肠、乙状结肠和直肠上部。

7. 乳糜池

乳糜池位于第 1 腰椎椎体前面,腹主动脉的右后方,向上延续为胸导管。接受肠干和左、右腰干的淋巴。

第八章

盆部与会阴解剖

　　盆部和会阴紧密相连,位于躯干的下部。盆部与上方的腹部和下方的会阴相续。骨盆构成盆部的支架,与其内的肌和筋膜围成盆腔。盆腔向上与腹腔相通,容纳消化、泌尿和生殖系统的部分器官。骨盆和盆腔器官存在着性别差异。盆腔范围小,器官和结构较多,故妊娠晚期或患有肿瘤时可出现明显的压迫症状。活体直立和坐位时盆部腹膜腔的位置最低,腹膜腔的渗出液、脓液和血液容易在此处积聚。会阴是指盆膈以下封闭骨盆下口的全部软组织,有消化、泌尿和生殖管道的末端开口。会阴易感染,是炎症和肿瘤的好发部位。

第一节 盆部的解剖

一、实验步骤与方法

（一）尸体放置

尸体仰卧位放置。

（二）摸认盆部骨性标志

结合骨盆标本,在尸体上摸认耻骨结节、耻骨梳、坐骨结节、尾骨尖等骨性标志。

（三）观察盆腔脏器与腹膜的配布

1.盆腔脏器的位置与排列关系

从盆腔内移出小肠和乙状结肠,充分显露盆腹膜腔。自盆腔上口,透过覆盖在盆内脏器和盆壁的腹膜,观察盆内器官的位置,前为膀胱,后为直肠,两者之间在女性有子宫,子宫底两侧为输卵管和卵巢。在男性有精囊、前列腺等。

2.盆腔腹膜的配布与形成的结构

由前向后或由左向右用手探查腹膜的延续,理解腹膜与脏器的关系,探查在脏器之间转折所形成的陷凹以及腹膜形成的皱襞和系膜。

男性壁腹膜自腹前壁向下入盆腔后,先覆盖膀胱上面、膀胱底上份、精囊和输精管,然后折转向后上,覆盖直肠中段前方及直肠上段的前面和两侧。理解直肠上 1/3 段和膀胱为腹膜间位器官,直肠中下 1/3 段、输尿管、精囊和输精管为腹膜外位器官。在膀胱与直肠之间返折形成直肠膀胱陷凹,两侧为直肠膀胱襞,绕直肠两侧达骶骨前面,深面为直肠膀胱韧带。

女性盆部腹膜经膀胱上面至膀胱底上缘后折返向上,覆盖于子宫体的前面、子宫底和子宫体后面,达阴道后穹和阴道上部的后面,再转向后上至直肠中段前面。理解输卵管和卵巢为腹膜内位器官,直肠上 1/3 段、膀胱和子宫为腹膜间位器官, 直肠中下 1/3 段为腹膜外位器官。在膀胱和子宫之间形成膀胱子宫陷凹,在直肠与子宫之间形成直肠子宫陷凹,亦称 Douglas 腔,两侧有直肠子宫襞,内为骶子宫韧带。覆盖子宫体前、后面的腹膜在子宫两侧形成子宫阔韧带,分辨卵巢系膜、输卵管系膜和子宫系膜三个组成部分。

(四) 观察盆腔器官及其毗邻

①自前而后沿髂嵴剪开腹膜,小心剥离盆腔侧壁的腹膜至盆腔脏器。

②膀胱贴于耻骨联合后面,膀胱尖向上延续为脐正中韧带。提起膀胱尖并拉向后方,用手指或刀柄插入膀胱和耻骨联合后面之间,探查到有大量的疏松结缔组织和脂肪,即为耻骨后隙。间隙的底为耻骨前列腺韧带(女性为耻骨膀胱韧带),两侧为膀胱侧韧带。剔除膀胱周围残存的腹膜和结缔组织(注意保留膀胱的血管),并向两侧和前后推移膀胱体,观察膀胱的形态。从膀胱底清理输尿管盆部至髂血管前方。在男性,观察膀胱与前列腺、精囊和输精管壶腹的毗邻。由输精管壶腹逆行追踪经输尿管前上方至腹股沟管腹环。在女性,注意观察膀胱底与子宫颈的关系。子宫伏于膀胱上面,其间为膀胱子宫陷凹。

③膀胱和前列腺的内部结构请观察预制标本。

④直肠的周围被直肠系膜包裹,在直肠后方最多,两侧次之,前方最少。仔细寻找紧贴直肠系膜外的直肠系膜筋膜,证实其后份与骶前筋膜相贴,两侧有盆丛相贴,前方与直肠膀胱隔(女性为直肠阴道隔)相连。在男性,观察直肠前面借直肠膀胱陷凹和直肠膀胱隔与膀胱底、前列腺、精囊和输精管壶腹分离。在女性,观察直肠前面借直肠子宫陷凹和直肠阴道隔与子宫颈和阴道后穹及阴道相隔。

⑤直肠内部结构请观察预制标本。

⑥在女性,沿卵巢血管向下追至入卵巢处,并分离卵巢悬韧带内的结构。用刀背轻轻将盆侧壁腹膜向内分离至膀胱、子宫、直肠的外侧,使输卵管、卵巢随同子宫阔韧带基部与深面结构分离。注意保留一侧子宫阔韧带两层完整,同时,暴露深面的血管、神经、输尿管和子宫圆韧带。清理输尿管至膀胱底部,注意在子宫颈外侧约 2 cm 处有子宫动脉在其前方跨过。追踪子宫圆韧带至子宫角。在子宫颈两侧确认向外侧延伸至盆壁的主韧带。在直肠子宫陷凹两侧的直肠子宫襞深面找到骶子宫韧带。

⑦观察卵巢的形态、位置和毗邻,输卵管的分部,各部的形态,子宫的位置、形态、毗邻关系及与固定子宫位置有关韧带的起止和经行。

⑧子宫内腔和阴道观察预制标本。

(五) 解剖盆部血管

①在乙状结肠系膜右侧缘剥离腹膜,找出肠系膜下动脉,向下追踪直肠上动脉入盆腔。

直肠上动脉和直肠上静脉经直肠后方的直肠系膜达直肠壁。

②沿髂内动脉前干追踪直肠下动脉达直肠两侧,向内横穿直肠系膜筋膜和直肠系膜达肠壁。注意保留直肠后面和两侧的上腹下丛和下腹下丛(盆丛)、骶骨前面的交感干骶部。

③沿正中线切开骶前筋膜,在骶骨前面正中为骶正中动脉,两侧有骶外侧静脉和骶静脉丛。

④在腹后壁追踪髂总动脉至骶髂关节处,可见在此处分为髂内动脉、髂外动脉。清理髂内动脉及其前、后干发出到盆壁和盆内脏器的各条分支。髂内动脉前干发出脐动脉、膀胱上动脉、膀胱下动脉、输精管动脉(男性)、子宫动脉(女性)、闭孔动脉、直肠下动脉、阴部内动脉和臀下动脉;髂内动脉后干发出髂腰动脉、骶外侧动脉和臀上动脉。髂内动脉分支变异较多,脏支应尽可能解剖到脏器或脏器附近,然后再加以确认。与动脉伴行静脉和沿血管排列的淋巴结群观察后可结扎清除,注意保留神经丛。

⑤在腰大肌内侧缘深面,循腰骶干向下,解剖出位于梨状肌前方、髂血管深面的骶丛。清除骶丛表面的结缔组织,观察其全貌。在腰大肌下部的内侧缘和外侧缘找出闭孔神经和股神经。闭孔神经追踪至闭膜管,股神经追踪至肌腔隙。

二、局部解剖知识与临床联系

盆部是由骨盆、盆壁肌、盆底肌及其筋膜共同构成的盆腔及盆腔内的脏器所组成。盆内脏器包括泌尿系、生殖系以及消化系的盆内部分,它们的排列关系是:前方为膀胱及尿道,后方是直肠,两者之间为内生殖器。男性有输精管、精囊腺及前列腺;女性为卵巢、输卵管、子宫及阴道。覆盖于盆腔脏器表面的腹膜,男性在膀胱和直肠之间形成直肠膀胱陷凹;女性在膀胱与子宫和子宫与直肠之间形成膀胱子宫陷凹和直肠子宫陷凹或 Douglas 腔。在站立或坐位时,直肠膀胱陷凹(男性)和直肠子宫陷凹(女性)是腹膜腔的最低位,腹膜腔的渗出物、血液和脓液可汇集于此。

(一)盆膈

盆膈由肛提肌、尾骨肌及覆盖于两肌上、下面的盆膈上筋膜和盆膈下筋膜构成。它封闭骨盆下口的大部分,仅其前方两侧肛提肌前内缘之间留有一狭窄裂隙,称盆膈裂孔,其下方由尿生殖膈封闭。盆膈后部有肛管通过。

（二）盆筋膜与盆筋膜间隙

1. 盆筋膜

盆筋膜可分为盆壁筋膜和盆脏筋膜。

（1）盆壁筋膜（盆筋膜壁层）　覆盖盆壁的内表面，向上与腹内筋膜相延续。

①闭孔筋膜：覆盖闭孔内肌表面。从耻骨体盆腔面至坐骨棘之间的筋膜呈线形增厚形成肛提肌腱弓。

②梨状肌筋膜：覆盖梨状肌表面。

③骶前筋膜（Waldeyer 筋膜）：覆盖骶骨前面。骶前筋膜与骶骨间有骶正中动脉、骶外侧静脉和骶静脉丛。

（2）盆脏筋膜（盆筋膜脏层）　盆内脏器穿过盆膈和尿生殖膈时，盆壁筋膜呈鞘状包裹脏器形成。盆脏筋膜与盆壁筋膜相交处的致密筋膜称为盆内筋膜。

①前列腺鞘：包裹前列腺的部分。

②直肠膀胱隔：在男性位于直肠与膀胱、前列腺、精囊及输精管壶腹之间呈冠状位的结缔组织隔。在女性，此隔位于直肠与阴道之间，称直肠阴道隔。

2. 盆筋膜间隙

（1）耻骨后间隙　也称膀胱前隙，位于耻骨联合与膀胱之间，其间有大量疏松结缔组织和静脉丛。耻骨上腹膜外引流，膀胱、子宫下部手术均可经此间隙进行，可避免损伤腹膜。

临床联系

　　耻骨骨折引起的血肿和膀胱前壁或后尿道损伤的尿液外渗常潴留于耻骨后间隙和膀胱周围，可经耻骨上切口在腹膜外引流，并做高位膀胱造瘘。妊娠妇女做腹膜外剖宫产手术时，可经此间隙到达子宫下部，此时应避免伤及腹膜。

（2）骨盆直肠间隙　位于盆侧壁筋膜和直肠筋膜之间，上界为腹膜，下界为盆膈，后界为直肠侧韧带。直肠侧韧带连与直肠和盆后外侧壁之间，内有直肠下血管。

临床联系

　　肛腺脓肿或直肠肛门窝脓肿向上穿破肛提肌进入此间隙引起骨盆直肠间隙脓肿，直肠炎、直肠溃疡或直肠外伤也可引起骨盆直肠间隙脓肿。直肠指检时，可在直肠侧壁上触及肿块隆起，有压痛和波动感。

（3）直肠系膜 是指包裹直肠的疏松结缔组织、脂肪、直肠上动脉及分支、直肠上静脉及属支,以及沿直肠上动脉行走和排列的淋巴管和淋巴结。直肠系膜呈圆柱状,上自第3骶椎前方,下达盆膈。直肠系膜外覆一层直肠的脏筋膜,称为直肠系膜筋膜。

临床联系

直肠癌外科手术力求将整个直肠系膜（包括其中的直肠）一起切除,直肠系膜筋膜为完整分离直肠系膜提供了切割平面。如直肠癌已波及直肠系膜筋膜,则外科手术切除治疗的可能性不大。

（三）髂内动脉

髂内动脉在骶髂关节前方起自髂总动脉,斜向内下进入盆腔,至坐骨大孔上缘处分为前、后两干。前干分支多至脏器,后干分支多至盆壁。

1.壁支

由髂内动脉前干或后干发出,见图 8 - 1。

髂腰动脉 ⎫
骶外侧动脉 ⎭ 起自后干

臀上动脉 ⎫
臀下动脉 ⎬ 起自前干
闭孔动脉 ⎭

图 8 - 1 髂内动脉的壁支

2.脏支

由髂内动脉的前干发出,见图 8 - 2。

膀胱上动脉(起自脐动脉近侧段) ⎫
膀胱下动脉 ｜
子宫动脉(女性) ｜
输精管动脉(男性) ⎬ 起自前干
直肠下动脉 ｜
阴部内动脉 ⎭

图 8 - 2 髂内动脉的脏支

（四）直肠

1. 位置

直肠位于盆腔后部,上平第 3 骶椎续乙状结肠,沿骶骨前面下降,穿过盆膈延续为肛管。直肠的上部在前面和两侧面有腹膜覆盖,属腹膜间位;中部(第 4～5 骶椎高度)仅前方有腹膜覆盖,属腹膜外位;下部无腹膜覆盖。

临床联系

临床上常用肠镜观察直肠或乙状结肠内面和取活检标本。当将内镜插入直肠时,应顺直肠会阴曲、直肠骶曲和直肠与乙状结肠连接处的弯曲推进,以免产生不适感或损伤肠壁甚至造成肠穿孔。

2. 毗邻

直肠后面借疏松结缔组织与骶、尾骨和梨状肌邻接,其间有直肠上血管、骶静脉丛、骶丛、盆内脏神经和骶交感干等。前面的毗邻有明显的性别差异,男性直肠前面隔直肠膀胱陷凹与膀胱底上部、精囊、输精管壶腹相邻,如直肠膀胱陷凹有炎性液体,常以直肠指检以帮助诊断。腹膜反折线以下与膀胱底下部、精囊、输精管壶腹及前列腺之间隔以直肠膀胱隔;女性隔直肠子宫陷凹与子宫和阴道穹后部相邻,腹膜反折线以下有直肠阴道隔与阴道分隔。两侧借直肠侧韧带连于盆侧壁。

3. 血管、淋巴和神经

（1）动脉　a. 直肠上动脉来自肠系膜下动脉,行于直肠两侧壁供给直肠上部;b. 直肠下动脉来自髂内动脉,其分支分布于直肠下部和肛管上部;c. 骶正中动脉分布于直肠后壁。

（2）静脉　在黏膜下及肛管皮下与腹膜反折线以下的肌层表面分别形成直肠肛管内静脉丛和直肠肛管外静脉丛,两丛之间有广泛的吻合。

（3）淋巴引流　直肠上份的淋巴管注入肠系膜下淋巴结;下份的淋巴管注入髂内淋巴结,部分向后注入骶淋巴结。

（4）神经支配　直肠和肛管齿状线以上来自上腹下丛和盆丛的交感神经,以及来自盆内脏神经的副交感神经支配。

临床联系

　　直肠静脉丛分为内静脉丛和外静脉丛两部分。直肠静脉丛的上部主要汇入直肠上静脉,经肠系膜下静脉注入肝门静脉;下部主要经直肠下静脉和肛静脉汇入髂内静脉。直肠静脉丛为肝门静脉和腔静脉系之间的交通之一。

　　直肠肛管内静脉丛易发生静脉曲张形成痔,在齿状线以上者称为内痔,以下者称为外痔。

(五)膀胱

1. 形态与分部

膀胱空虚时呈三棱锥体形,可区分为尖、体、底、颈四部,但各部间无明显分界。

2. 位置与毗邻

膀胱的位置随年龄及盈虚状态而不同。空虚时位于小骨盆腔的前部,充盈时则上升至耻骨联合上缘以上。膀胱前临耻骨联合和耻骨支,其间为耻骨后隙。外下接肛提肌、闭孔内肌及其筋膜,其间为膀胱旁组织,内有输尿管盆部及血管神经穿行。膀胱底上部在男性借直肠膀胱陷凹与直肠相邻,在腹膜返折线以下的膀胱底接精囊和输精管壶腹。在女性借膀胱阴道隔与子宫和阴道相邻接。上面覆有腹膜,与肠袢相邻,女性有子宫伏于其上。膀胱颈在男性接前列腺,女性与尿生殖膈相邻。

临床联系

　　膀胱膨胀时,腹前外侧壁与膀胱之间的腹膜反折线移至耻骨联合以上,故沿耻骨上缘穿刺膀胱可不经腹膜腔。如进行膀胱肿瘤切除或膀胱切开取石时,先用无菌生理盐水充盈膀胱,在腹膜外进行耻骨联合上膀胱造口术,可不污染腹膜腔。

3. 血管、淋巴及神经

(1)动脉　a. 膀胱上动脉发自脐动脉近侧端,分布于膀胱上中部;b. 膀胱下动脉发自髂内动脉,分布于膀胱底、精囊、输尿管盆部下份。

(2)静脉　起自膀胱和前列腺两侧的膀胱静脉丛,注入髂内静脉。

(3)淋巴引流　膀胱前部淋巴注入髂内淋巴结,膀胱三角及后部淋巴注入髂外淋巴结。

(4)神经　a. 交感神经自盆丛至膀胱,使膀胱平滑肌松弛,尿道内括约肌收缩而储尿;

b. 副交感神经来自盆内脏神经,支配膀胱逼尿肌、尿道括约肌,与排尿有关;c. 阴部神经支配与意识性控制排尿有关的尿道括约肌(女性为尿道阴道括约肌)。

(六) 前列腺

1. 形态与毗邻

前列腺位于膀胱与尿生殖膈之间,呈前后稍扁的栗子形,可分为底、体、尖三部。前列腺底与膀胱颈邻接,前缘处有尿道穿入,后缘处有一对射精管穿入。前列腺尖与尿生殖膈接触,两侧有前列腺提肌绕过。前列腺体前面有耻骨前列腺韧带,与耻骨后面相连,后面正中线有一纵行的前列腺沟,借直肠膀胱隔与直肠壶腹相隔。

临床联系

直肠指检时,向前可扪及前列腺的大小、形态和硬度及前列腺沟。临床上经前列腺按摩,采集前列腺液,有助于诊断前列腺炎。在 B 超的引导下,可经直肠会阴施行前列腺穿刺,通过活检诊断前列腺癌。

2. 分叶

前列腺一般分为 5 叶,即前、中、后及左、右两侧叶。前列腺中叶位于尿道后方,肥大后可压迫尿道,导致排尿困难。前列腺后叶位于射精管、前列腺中叶、前列腺左侧和前列腺右侧叶的后方,是前列腺癌的好发部位。

3. 组织学分区

前列腺腺体部分划分为移行区(围绕尿道前列腺部近侧段的两侧)、中央区(尿道前列腺部近侧段的后方)、周围区(前列腺的后方、左右两侧及尖部)和纤维肌性基质(位于腺体及尿道的前部)。

临床联系

老年人前列腺增生主要好发于尿道周围移行区的腺组织、结缔组织和平滑肌的增生。周围区是前列腺炎和前列腺癌的好发部位。前列腺增生手术治疗,常利用经尿道前列腺电切术,切除尿道周围移行区的组织,解除尿道压迫,使尿道通畅。在前列腺癌早期,常利用根治性前列腺切除术,包括开放性、腹腔镜和外科机器人辅助等不同方式,经腹腔或腹膜外途径。

4.被膜

前列腺表面包裹着薄而坚韧的前列腺囊,周围有盆筋膜形成的前列腺鞘。前列腺鞘与前列腺囊之间有静脉丛以及动脉、神经的分支。进行前列腺切除术时,腺体应由囊内取出,避免伤及静脉丛。

5.血管和神经

前列腺的动脉来源多,有膀胱下动脉、输精管动脉和直肠下动脉的分支。前列腺静脉丛前接受阴茎背深静脉,向后经膀胱下静脉汇入髂内静脉。神经来自盆丛的前列腺神经丛,位于前列腺囊外。

(七)子宫

1.形态和分部

子宫前后稍扁,呈倒置的梨形。可分为子宫底、子宫体、子宫颈、子宫峡四部;子宫颈分为阴道部及阴道上部,子宫体与子宫颈之间的狭窄部分为峡。

2.位置

子宫位于盆腔的中央,膀胱与直肠之间,子宫底位于小骨盆入口平面以下,子宫颈在坐骨棘平面以上。成年女性子宫正常姿势呈轻度的前倾和前屈。后倾后屈为不孕原因之一。

3.毗邻

子宫前隔膀胱子宫陷凹与膀胱相邻,后隔直肠子宫陷凹与直肠相邻,上方游离与肠袢相邻,两侧有子宫阔韧带、输卵管、卵巢固有韧带等。

临床联系

子宫颈和阴道后穹隔直肠子宫陷凹与直肠相邻,直肠指检可触到子宫颈和子宫体下部。在分娩期间,当胎头抵达子宫颈外口时,通过指检,就可以比较准确的测定子宫口扩张的程度。

非妊娠时,子宫峡不明显,长约1 cm。妊娠时,子宫峡逐渐伸展变长,在妊娠末期可延长至7~11 cm。产科常在此处做剖宫产术。

4.韧带

(1)子宫阔韧带 是子宫两侧与盆侧壁之间的双层腹膜皱襞。上缘游离,内含输卵管;下缘附着于盆底,子宫颈两侧的结缔组织中有输尿管、子宫血管经过。可限制子宫向两侧移动。

（2）子宫圆韧带　起自子宫角,在子宫阔韧带内向前外侧弯行,通过腹股沟管,止于阴阜及大阴唇皮下。维持子宫前倾位。

（3）子宫主韧带　连于子宫颈两侧与盆侧壁之间,由子宫阔韧带基部反折处的纤维结缔组织和平滑肌纤维构成。维持子宫颈正常位置,防止向下脱垂。

（4）骶子宫韧带　起自子宫颈上部后面,向后绕过直肠,附着于骶骨前面,腹膜覆盖其表面形成直肠子宫襞。牵引子宫颈向后上,维持前屈位。

临床联系

子宫脱垂是指子宫从正常位置经阴道下降,子宫口达坐骨棘水平以下,甚至子宫全部脱出于阴道外。分娩过程中骨盆底组织极度伸张,造成肛提肌及其筋膜、子宫的韧带、尿生殖膈和会阴中心腱等损伤,常见的主要原因是分娩损伤。此外,骨盆底及会阴组织裂伤较重,未曾缝合或虽缝合但愈合不理想,也可引起子宫脱垂。

5.血管、神经和淋巴

（1）子宫动脉　起自髂内动脉,沿盆侧壁向前内下方行于子宫阔韧带两层间,在距子宫颈外侧2 cm处(阴道穹侧部的外上方),越过输尿管盆部的前上方,在阴道穹侧部上方行向子宫颈,沿子宫侧缘迂曲上行至子宫角,分支有输卵管支、卵巢支和阴道支,营养子宫、输卵管、卵巢及阴道。子宫切除术中结扎子宫动脉时,切勿损伤输尿管。

（2）子宫静脉　平子宫口高度起自子宫阴道静脉丛,注入髂内静脉。

（3）子宫淋巴　子宫的淋巴回流广泛,各部淋巴引流方向如图8-3所示。

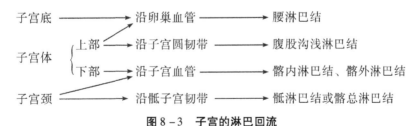

图8-3　子宫的淋巴回流

临床联系

女性输尿管由后外向前内,经子宫阔韧带基底部至子宫颈外侧2 cm处,子宫动脉从外侧向内侧横过其前方。子宫切除术中结扎子宫动脉时,切勿损伤输尿管。

第二节　会阴的解剖

一、实验步骤与方法

(一)尸体放置

尸体仰卧位放置,屈髋、屈膝,吊起下肢,摆向两边(即膀胱截石位)。

(二)皮肤切口

自尾骨尖向前沿正中线做一切口,环绕肛门、阴囊(小阴唇),达耻骨联合下缘。再沿坐骨结节连线做横切口,向外侧揭开皮肤。

(三)解剖肛区

①用剪刀和镊子分离清除肛门周围的脂肪结缔组织,向前勿超过尿生殖区后缘,暴露肛门外括约肌及其后方的肛尾韧带,在清除时注意寻找一些细小的、起自外侧壁向肛门的横行血管和神经,即肛动脉、肛静脉和肛神经,保留这些血管和神经。

②清查围绕肛管下段的肛门外括约肌,试辨认肛门外括约肌的皮下部、浅部和深部。

③沿肛血管和肛神经向外方追寻至窝侧壁由筋膜形成的阴部管,纵行切开,显露其中的阴部内血管和阴部神经,向后追踪至坐骨小孔,向前至尿生殖膈后缘,可见它们发出会阴和阴茎(女性为阴蒂)血管和神经。

④清除坐骨肛门窝内所有脂肪结缔组织,修洁坐骨肛门窝的内、外侧壁,注意观察覆盖于肛提肌和闭孔内肌的筋膜。最后确认坐骨肛门窝各壁及顶。

(四)解剖男性尿生殖区(研究生操作)

①自腹股沟管皮下环向下沿阴囊前外侧纵行切开阴囊皮肤,翻起皮肤,其深面可见粉红色皮下组织(即肉膜)。切开肉膜,用手指或刀柄向内探查阴囊中隔,向后探查与会阴浅隙交

通情况。

②在肉膜深面,自皮下环向下钝性分离出精索。由浅入深依次切开精索外筋膜、提睾肌和精索内筋膜,暴露出精索内结构:输精管、蔓状静脉丛、睾丸动脉和神经等。管壁坚硬的输精管位于精索后内方。在睾丸上端,打开鞘膜腔,观察鞘膜的脏、壁两层及转折延续,睾丸、附睾及输精管的起始情况。将右侧睾丸和附睾自正中矢状面切开,观察其内部结构。

③沿会阴缝、阴囊缝、阴茎缝切开皮肤,并翻向两侧,剔除脂肪层,显露出深面的会阴浅筋膜。将手指或刀柄沿阴囊切口深入至会阴浅筋膜深面,向两侧和后方探查会阴浅隙的范围和会阴浅筋膜附着,向前探查会阴浅隙向前开放,通向阴囊、阴茎和腹前外侧壁。

④按皮肤的切口割开会阴浅筋膜,敞开会阴浅隙,在坐骨结节内侧找出从后向前行至阴囊后部的会阴血管和神经。

⑤清除会阴浅隙内结缔组织,可见会阴肌浅层的三对肌:覆盖两侧的坐骨海绵体肌、正中线上的球海绵体肌和后方的会阴浅横肌。剥离坐骨海绵体肌和球海绵体肌,暴露其深面的阴茎脚和尿道球。

⑥沿着耻骨弓剥离右侧的坐骨海绵体,显露深面的尿生殖膈下筋膜。翻起坐骨海绵体时注意观察自深面进入坐骨海绵体的阴茎深动脉。

⑦切开尿生殖膈下筋膜并揭起,可见会阴肌深层,前份为尿道括约肌,后份为会阴深横肌。在会阴深横肌外侧缘、坐骨支附近寻找阴茎背动脉及神经。

⑧清除部分会阴深横肌,显露深面的尿生殖膈上筋膜。

(五)解剖女性尿生殖区(研究生操作)

①向两侧翻起大阴唇皮肤,在皮下浅筋膜中寻找自腹股沟管皮下环穿出的子宫圆韧带。清除脂肪,显示其深面的会阴浅筋膜。

②按皮肤切口将会阴浅筋膜切开,显露会阴浅隙,在坐骨结节内侧找出从后向前行至阴唇后部的会阴血管和神经。显露覆盖两侧的坐骨海绵体肌、阴道两侧的球海绵体肌和后方的会阴浅横肌。剥离坐骨海绵体肌和球海绵体肌,暴露其深面的阴蒂脚和前庭球,在前庭球后端附近细心寻找黄豆大小的前庭大腺。在剥离球海绵体肌时注意勿损伤前庭球。

③沿右侧耻骨弓剥离阴蒂脚,显露深面的尿生殖膈下筋膜。切开尿生殖膈下筋膜并揭起,暴露会阴肌深层,前份为尿道阴道括约肌,后份为会阴深横肌。在会阴深横肌外侧缘、坐骨支附近寻找阴蒂背动脉及神经。

④清除部分会阴深横肌,显露深面的尿生殖膈上筋膜。

二、局部解剖知识与临床联系

广义会阴是指盆膈以下封闭骨盆下口的全部软组织，呈菱形，境界与骨盆下口一致，前为耻骨联合下缘，后为尾骨尖，两侧为耻骨弓、坐骨结节和骶结节韧带。两侧坐骨结节的连线分会阴为前下方的尿生殖区和后上方的肛区。

狭义会阴是指肛门与外生殖器（男性系指阴茎根，女性系指阴道前庭后端）之间的区域，又称产科会阴。

(一)尿生殖膈

尿生殖膈由尿生殖膈上筋膜、尿生殖膈下筋膜和其间的会阴深横肌、尿道膜部括约肌（尿道阴道括约肌）共同构成，封闭尿生殖区。男性有尿道通过，女性有尿道和阴道通过。

(二)尿生殖区层次结构

1. 男性尿生殖区

男性尿生殖区的层次结构特点明显，具有临床意义。

(1)浅层结构　皮肤被以阴毛，富有汗腺及皮脂腺。浅筋膜称会阴浅筋膜或 Colles 筋膜，覆盖于会阴肌浅层和各海绵体的下面。会阴浅筋膜前上方与阴囊肉膜、阴茎浅筋膜以及腹前外侧壁的浅筋膜深层（Scarpa 筋膜）相延续，两侧附着于耻骨弓以及坐骨结节，后方在会阴浅横肌后缘与深筋膜相愈着。

(2)深层结构　包括深筋膜和会阴肌等。深筋膜可分浅层的尿生殖膈下筋膜和深层的尿生殖膈上筋膜，两侧附着于耻骨弓上，后缘与会阴浅筋膜愈着。

(3)会阴浅隙　位于会阴浅筋膜与尿生殖膈下筋膜之间。此隙向前开放，与阴囊、阴茎和腹壁相通。在浅隙内，有一对阴茎脚（表面被坐骨海绵体肌覆盖）、尿道球（表面被球海绵体肌覆盖）、一对会阴浅横肌、会阴神经、会阴动脉及分支（会阴横动脉和阴囊后动脉）及伴行的静脉。

(4)会阴深隙　位于尿生殖膈上筋膜、尿生殖膈下筋膜之间。此隙封闭，其内有会阴深横肌、尿道膜部括约肌、尿道膜部、尿道球腺、阴茎神经、阴茎动脉及分支（阴茎背动脉和阴茎深动脉）、阴茎动脉及分支相伴行的静脉。

临床联系

男性尿道损伤多发生于尿道球部。骑跨伤时,尿道球部被挤向耻骨联合,从而引起破裂,尿液和血液可渗入会阴浅隙,并沿 Colles 筋膜向阴囊肉膜,阴茎浅筋膜和腹前壁 Scarpa 筋膜的深面扩散到阴囊、阴茎和腹前壁。

2.女性尿生殖区

女性尿生殖区层次结构基本与男性相似,会阴浅、深隙有尿道和阴道通过。

(1)会阴浅隙　两侧有阴蒂脚、坐骨海绵体肌,内侧有前庭球、前庭大腺、尿道、阴道下部。

(2)会阴深隙　有尿道、阴道下部通过,周围有尿道阴道括约肌。

此外,女性尿生殖区血管神经来源、行程和分布以及淋巴引流也基本与男性一致,仅阴茎和阴囊的血管神经变为阴蒂和阴唇的血管神经。

(三)阴囊

阴囊是悬于耻骨联合下方的囊袋状结构,其内腔被阴囊中膈分隔为左、右两部,分别容纳左、右睾丸,附睾及精索下段等。

1.层次结构

阴囊从外向内依次可分为皮肤、肉膜、精索外筋膜、提睾肌、精索内筋膜、睾丸鞘膜。

皮肤:薄而柔软,生有阴毛。

肉膜:是阴囊的浅筋膜,含有平滑肌纤维,在中线上发出阴囊中膈。

精索外筋膜:与腹外斜肌及其腱膜相续。

提睾肌:与腹内斜肌、腹横肌及其腱膜相续。

精索内筋膜:与腹横筋膜相续。

睾丸鞘膜:来自壁腹膜,包裹睾丸和附睾。可分壁、脏两层,脏、壁两层之间形成鞘膜腔。

2.血管、神经和淋巴

阴囊动脉:来自阴部外动脉、阴囊后动脉和精索外动脉。

阴囊静脉:与动脉伴行,分别汇入股静脉、髂内静脉和髂外静脉。

阴囊神经:来自髂腹股沟神经、生殖股神经的生殖支、会阴神经的阴囊后神经和股后皮神经的会阴支。

阴囊淋巴:注入腹股沟浅淋巴结。

临床联系

肉膜内有平滑肌纤维,可随着外界温度的变化而舒缩,以调节阴囊内温度,有利于精子的发育和存活。

(四)肛管

肛管上续直肠,向下止于肛门,长约 4 cm,平时处于收缩状态。

肛门括约肌位于肛管周围,包括肛门内括约肌和肛门外括约肌。

(1)肛门内括约肌　为平滑肌,是肛管壁内环行肌层增厚形成,协助排便。

(2)肛门外括约肌　为横纹肌,环绕肛门内括约肌周围,分为皮下部、浅部、深部。a. 皮下部:肛管下端皮下,肌束环形。手术伤及不引起大便失禁。b. 浅部:皮下部深面,肌束围绕肛门内括约肌下部。c. 深部:浅部上方,肌束环绕肛门内括约肌上部。

(3)肛直肠环　由肛门外括约肌浅部和深部与耻骨直肠肌、肛门内括约肌、直肠壁纵行肌下部在肛管与直肠移行处外面共同构成,对肛管有重要的括约作用。

临床联系

肛门手术时切断肛门外括约肌的皮下部肌束,不会引起大便失禁。肛直肠环在后方和两侧较为发达,手术中不慎切断该环时,可引起大便失禁。

(五)坐骨肛门窝

1.位置

坐骨肛门窝也称坐骨直肠窝,左右各一,位于坐骨结节与肛管之间,呈锥形腔隙,尖向上,底朝下。

2.境界

坐骨肛门窝有一尖、一底、四壁构成。

内侧壁:肛门外括约肌、肛提肌、尾骨肌及盆膈下筋膜。

外侧壁:坐骨结节、闭孔内肌及闭孔内肌筋膜。

前壁:会阴浅横肌及尿生殖膈后缘。

后壁:臀大肌下缘及其筋膜和骶结节韧带。

窝尖:盆膈下筋膜与闭孔内肌筋膜汇合处。

窝底:皮肤和浅筋膜。

3. 内容

坐骨肛门窝有肛管、肛门括约肌、会阴部的血管、神经、淋巴管、淋巴结和大量具有弹性垫作用的脂肪组织。

临床联系

坐骨直肠窝内脂肪组织的血供较差,感染时容易形成脓肿。如果脓肿扩展至对侧,可形成马蹄状脓肿。如不及时切开,脓肿多沿肛管向下经皮肤穿出,形成瘘管。脓肿也可经坐骨小孔扩展至臀部。

4. 血管、神经与淋巴

(1)阴部内动脉　起自髂内动脉,经梨状肌下孔出盆后,绕过坐骨棘后面,穿过坐骨小孔进入阴部管(闭孔内肌筋膜分为两层包绕阴部内血管和阴部神经而构成的管,又称 Alcock 管)。在管内分出 2～3 支肛动脉,分布于肛门周围的肌肉和皮肤。在管前端分为会阴动脉和阴茎动脉(女性为阴蒂动脉)两支进入尿生殖区。

(2)阴部内静脉　及属支均与同名动脉伴行,最后汇入髂内静脉。

(3)阴部神经　起自骶丛,与阴部内血管伴行进入阴部管,分为肛神经、会阴神经和阴茎神经(女性为阴蒂神经),并伴随相应的同名动脉走行与分布。

临床联系

阴部神经在行程中绕过坐骨棘,阴部神经阻滞麻醉时,将手指伸入肛管,确定坐骨棘的位置,然后在坐骨结节与肛门连线中点经皮肤刺向坐骨棘下方。另外,也可经阴道进针,即手指经阴道触到坐骨棘,然后进针至坐骨棘附近。

第九章
脊柱区解剖

　　脊柱区是由脊柱及其后外方的软组织所组成的区域,自上而下分为项部、背部、腰部和骶尾部。项部上界是枕外隆凸和上项线,外界为斜方肌前缘。背部上以第7颈椎棘突至肩峰连线与项部为界,下以第12肋下缘与腰部为界,外侧界为三角肌后缘上份、腋后线及其向下的延长线。腰部下界为髂嵴,两侧为背部外界向下的延长。骶尾部为两侧髂后上棘与尾骨尖连线围成的三角区。

一、实验步骤与方法

（一）尸体放置

尸体俯卧位放置，使颈部尽量前屈。

（二）确认体表标志

先在尸体上触摸确认以下体表标志：枕外隆凸、上项线、颞骨乳突、棘突（颈椎的棘突，由于有较强大的项韧带附着不易触及）、肩胛冈、肩峰及肩胛下角第十二肋髂嵴、髂后上棘骶正中嵴、骶管裂孔和骶角、尾骨尖。

（三）背部深层解剖

①切口见第二章上肢部分的背部浅层和肩胛区解剖。

②复习已解剖过的背部浅层结构，确认皮神经（脊神经后支）及浅血管（肋间后血管分支）的节段性分布。辨认枕大神经、第三枕神经和臀上皮神经。

③将已解剖的背部浅层肌整复原位，再次观察斜方肌和背阔肌的形态和起止。观察由斜方肌下缘、背阔肌上缘和肩胛骨内侧缘围成的听诊三角以及位于背阔肌下缘、腹外斜肌下缘和髂嵴之间的腰下三角。翻开背阔肌，观察位于竖脊肌外侧缘、腹内斜肌上缘和下后锯肌之间的腰上三角。

④将斜方肌向外侧翻起，观察从斜方肌前缘中下 1/3 交界处入其深面的副神经以及伴行的分布于该肌肉的颈浅血管。查看肩胛提肌和菱形肌，寻认支配该肌的肩胛背神经和血管。

⑤（研究生操作）　观察位于菱形肌和背阔肌深面的上后锯肌和下后锯肌肌纤维走向。由于两肌菲薄，小心自深面钝性分离。从肋角止点处切断两肌，翻向内侧。

⑥（研究生操作）　在颈部，观察项筋膜、项韧带及夹肌的起止形态。除去项筋膜，将夹肌从靠近起点处切断，并翻向外侧，暴露深面的头半棘肌。观察比较夹肌和头半棘肌的纤维走向。夹肌纤维斜行向外上越过项部，分为上部的头夹肌和下部的颈夹肌两部，但两部分不

易区分。头半棘肌肌纤维垂直走行。

⑦（研究生操作） 在腰部，观察胸腰筋膜。沿竖脊肌表面中部，纵行切开胸腰筋膜后层，暴露出竖脊肌。以手指分离竖脊肌并将其向内侧牵拉，摸认其深面的胸腰筋膜中层，观察胸腰筋膜后层、中层会合形成竖脊肌鞘的情况。

⑧（研究生操作） 剥除竖脊肌表面的筋膜，暴露竖脊肌的全长。查看肌被两条纵行的裂隙分为外侧的髂肋肌、中间的最长肌和内侧的棘肌三部，观察各部分的起止点。将竖脊肌的各部肌束，仔细由棘突、横突和肋角的骨面剥离，翻向下方，暴露其深部的横突棘肌和横突间肌。在上胸部和项部，棘肌被发达的半棘肌覆盖。

⑨（研究生操作） 在颈部观察头半棘肌。头半棘肌的下部附着于上位胸椎的横突，上部附着于上项线和下项线之间的枕骨。沿已解剖出的枕大神经向下追踪至其没入头半棘肌。保留枕大神经，将头半棘肌从枕骨分离，尽量向下翻开，暴露出深面的由枕下肌围成的枕下三角。彻底清理枕下肌及枕下三角的结缔组织，充分暴露观察枕下三角的边界及其内容。辨认构成枕下三角边界的三块肌：头下斜肌、头后大直肌和头上斜肌。

（四）椎管的解剖（研究生操作）

1.打开椎管

用刀和镊子彻底清除脊柱后面的肌，尽量保留脊神经后支。

①从棘突两侧、横突、椎弓和肋角后面剔除，暴露椎间关节（关节突关节），同时观察脊神经后支的经行。在胸下部和腰部，清理观察棘上韧带、棘间韧带和横突间韧带。

②用锯在椎间关节的内侧和骶骨的骶中间嵴内侧纵行锯断椎弓板，锯切时切勿过深。在颈部和骶部横行凿断椎管后壁，取下椎管后壁。

③在椎管后壁内面，观察椎弓间韧带（黄韧带）。

2.观察椎管内容物

①清除硬膜外隙的结缔组织和静脉丛，查看硬脊膜包绕脊神经根的情况。清理脊神经根至椎间孔处。

②沿中线纵行切开硬脊膜一小段，并与深面菲薄透明的蛛网膜分离。逐渐延长切口，最终将硬脊膜向外翻，观察蛛网膜。

③纵行切开蛛网膜，打开蛛网膜下腔（隙）。在脊髓下端，查看终池内脊髓圆锥、马尾神经根与终丝的关系。

④观察紧贴脊髓表面的软脊膜。在脊髓外侧的前、后根之间，查看连于软脊膜和硬脊膜之间的齿状韧带。

3. 观察神经

根据椎间孔的位置,在尸体上分别确定颈8、胸6、腰2脊神经。

①观察上述神经在椎管内的走向。

②根据神经根丝附着部位,确定相应的脊髓节段。

③观察脊髓节段所平对的椎骨,确定序数,验证脊髓节段与椎骨的对应关系。

④用咬骨钳咬去第2～3腰椎之间的椎间关节至椎弓切迹,充分暴露神经根的全程,观察神经根周围的结构。

4. 观察脊柱

用咬骨钳咬去剩余的椎间孔后壁结构,在椎间孔处切断神经根(尽量在神经节外侧切断)。在近枕骨大孔处切断脊髓及硬脊膜,将脊髓及其被膜取出,观察脊柱的连接。

二、局部解剖知识与临床联系

(一)脊柱区软组织

1. 皮肤

脊柱区的皮肤厚而坚韧,尤以项部为甚。与浅筋膜连接较紧密,皮肤移动性小,内含丰富的毛囊和皮脂腺,是疖和痈的好发部位。

2. 浅筋膜

厚且致密,内有纤维束与深筋膜相连,故皮肤、浅筋膜和深筋膜之间不易分离。在项部浅筋膜含纤维较多,腰部的浅筋膜有丰富的蜂窝组织。

(1)脊柱区的皮神经　均为脊神经后支的分支,有内侧支和外侧支之分。项部和背上部的皮神经主要为脊神经后支的内侧支,在近中线处浅出;下背部和腰骶部为后支的外侧支,距后正中线2～3厘米处浅出。项部的皮神经主要是枕大神经(为第二颈神经的后支)和第三枕神经(为第3颈神经的后支);背部的皮神经主要是上位6～7对胸神经后支的内侧支(经棘肌和最长肌之间浅出)和下位5～6对胸神经后支的外侧支(经最长肌和髂肋肌之间浅出);第1～3腰神经后支的外侧皮支比较粗大,自竖脊肌外缘越过髂嵴至臀部皮下,称臀上皮神经;第1～3骶神经后支的外侧皮支,浅出后分布于臀内侧份,称为臀中皮神经,或臀内侧皮神经。

(2)脊柱区皮血管　脊柱区皮血管较小。动脉主要来自枕动脉、颈浅动脉、肩胛背动脉、肋间后动脉和腰动脉的后支,以及臀上动脉、臀下动脉,与相应的皮神经伴行。

3. 深筋膜

深筋膜被覆于各层肌之表面,分隔各层肌。项部的深筋膜分浅、深两层,分别位于斜方肌浅、深面,包裹斜方肌,属封套筋膜。位于斜方肌和深面的夹肌和半棘肌之间的深筋膜,为**项筋膜**。胸背部和腰部的深筋膜亦分浅、深两层,浅层薄弱,位于斜方肌和背阔肌表面,深层较厚称**胸腰筋膜**。

胸腰筋膜在胸背部较薄,覆盖于竖脊肌表面,向上与项筋膜相续,内侧附着于胸椎棘突和棘上韧带,外侧附着于肋角。腰区的胸腰筋膜增厚,分为前、中、后三层,共同形成竖脊肌鞘和腰方肌鞘。后层位于竖脊肌后面,是三层中最厚的一层,其向下附着于髂嵴,内侧附着于腰椎棘突和棘上韧带,外侧与中层愈合;胸腰筋膜中层位于竖脊肌与腰方肌之间,内侧附着于腰椎横突末端和横突间韧带,外侧与前、后二层愈着;胸腰筋膜前层位于腰方肌前面,亦称腰方肌筋膜。

临床联系

胸腰筋膜损伤与腰背痛　胸腰筋膜的内侧附着于腰椎棘突和横突,下方附着于髂嵴,外侧相互愈合并构成腹肌的起始腱膜。脊柱腰部活动度大,在剧烈活动或姿势不当的负重时,均可导致胸腰筋膜扭挫伤。髂嵴上方、竖脊肌外缘处是臀上皮神经集中浅出部位,胸腰筋膜损伤常可拉伤臀上皮神经,引起腰背部疼痛。

4. 肌层

脊柱区的肌可分为四层:第一层为上部的斜方肌和下部的背阔肌;第二层,从上向下依次有夹肌和头半棘肌、肩胛提肌、菱形肌、上后锯肌和下后锯肌;第三层为竖脊肌;第四层为枕下肌、横突棘肌和横突间肌。半棘肌就其附着来说,应属于第四层的横突棘肌,因发达粗壮的肌束而突出,故此放在第二层。除上述肌之外,脊柱区尚有腹外斜肌、腹内斜肌和腹横肌的后部,分属第一、二、三层。

(研究生学习)　脊柱区的肌,根据位置和功能可分为外在背肌和内在背肌。外在背肌呈离中性分布,作用于上肢和胸廓,参与呼吸。作用于上肢的肌起于脊柱,止于肩胛骨或肱骨上端,此类肌包括斜方肌、背阔肌、肩胛提肌和菱形肌;作用于胸廓的有上后锯肌和下后锯肌。内在背肌呈向中性分布作用于脊柱,包括夹肌、竖脊肌、横突棘肌等。

临床联系

　　斜方肌的支配神经与痉挛性斜颈手术：斜方肌由副神经和颈 2～4 神经支配。当肩胛骨固定时，斜方肌的上部纤维对头颈部的运动起到重要的作用，因而斜方肌痉挛在痉挛性斜颈的机制中占有一定地位。为此，临床上为使斜方肌麻痹常行副神经切断术。由于传统的解剖学教科书多认为，颈神经至斜方肌和胸锁乳突肌的纤维成分，只司本体感觉，而未考虑其具有运动功能。故对于副神经彻底切除后的病人，往往斜方肌和胸锁乳突肌并不能达到全部麻痹的现象，无法加以解释。目前研究证明，颈神经发往上述两肌的纤维具有运动功能成分，所以在手术治疗痉挛性斜颈时，不但要切除副神经，还必须切除颈神经所发的肌支，方能达到手术的目的。

　　脊神经后支与竖脊肌：背部皮神经均来自脊神经后支，竖脊肌位于脊柱旁沟内，为脊柱强有力的伸肌。依据肌纤维的起止附着，竖脊肌可分为三束，即最内侧的棘肌，中间的最长肌和外侧的髂肋肌。脊神经后支的内、外侧支分别经竖脊肌三束纤维之间浅出。长期的伏案工作者或者弯腰低头看手机，造成竖脊肌长时间被动牵张，导致纤维束之间的脊神经后支受到挤压，引起背痛。若经常得不到缓解，将会引起顽固性背痛。

　　（1）肌间隙　**听诊三角**（或**肩胛旁三角**）为位于斜方肌下缘、背阔肌上缘与肩胛骨内侧缘之间的一个小三角形间隙，是背部听诊呼吸音最清楚的地方。

　　腰上三角的内上界为下后锯肌，外下界为腹内斜肌，内下界为竖脊肌，有时第 12 肋亦可参与构成一边。三角底（深面）为腹横肌起始部的腱膜，表面由背阔肌覆盖。肋下神经、髂腹下神经和髂腹股沟神经由上向下（平行于第 12 肋）依次经过腹横肌腱膜后面。

临床联系

　　腰上三角为腹后壁的薄弱点之一，在病理状态下可形成腰疝。此三角同时也是肾手术的腹膜外入路处，故在行肾切除手术时，需注意辨认并保护这些神经。在需要扩大手术视野时，常需将腰肋韧带切断，同时将第 12 肋向上牵拉，此时应注意保护胸膜，以避免造成气胸。另外，肾周围脓肿时，亦可经此三角切开引流。

　　腰下三角　由背阔肌前下缘、腹外斜肌后缘与髂嵴围成，三角底（深面）为腹内斜肌，表面仅覆以皮肤和浅筋膜。该三角是腹后壁的另一个薄弱区，病理状态下亦可形成腰疝。在右侧，三角的前方与阑尾和盲肠相对应，故盲肠后位阑尾炎时，此三角会有明显的压痛。

枕下三角(研究生学习) 位于头半棘肌和夹肌的深面,为椎枕肌之间的一个三角形间隙。该三角的内上界为头后大直肌,外上界为头上斜肌,外下界为头下斜肌。三角的底(深面)为寰枕后膜和寰椎后弓,内有枕下神经(第1颈神经后支)和椎动脉通过。枕下神经为第1颈神经后支,是颈神经中唯一不分布到皮肤的后支,经椎动脉和寰椎后弓之间穿出,支配枕下肌。椎动脉穿寰椎横突孔后转向内侧,行于寰椎后弓上面的椎动脉沟内,再穿寰枕后膜进入椎管,最后经枕骨大孔入颅。当头部过分旋转或枕下肌群痉挛时,椎动脉可受到挤压,影响脑供血,产生头晕等症状。

(2)枕下肌、横突棘肌和横突间肌(研究生学习) 枕下肌、横突棘肌和横突间肌均为背部的最深层肌。枕下肌又称椎枕肌,位于第1~2颈椎与枕骨之间,有头后小直肌、头后大直肌、头上斜肌和头下斜肌。横突棘肌是位于横突和棘突之间的肌束,其浅层为半棘肌,跨越约5个椎骨;中层为多裂肌,跨越约3个椎骨;深层为回旋肌,仅连接相邻的椎骨。横突间肌是连接相邻椎骨横突之间的肌束,在颈部、腰部较发达。

5. 深部血管和神经

(1)动脉

项部:主要来自枕动脉、颈浅动脉、肩胛背动脉和椎动脉。

胸背部:来自肋间后动脉、胸背动脉和肩胛背动脉。

腰部:来自肋下动脉和腰动脉。

骶尾部:来自臀上动脉和臀下动脉。

(2)静脉 深静脉与同名动脉伴行。项部的深静脉主要回流入颈内静脉或锁骨下静脉;胸部的深静脉通过肋间后静脉汇入奇静脉,部分汇入锁骨下静脉或腋静脉;腰部的深静脉经腰静脉汇入下腔静脉;骶尾部的深静脉经臀部静脉汇入髂内静脉;脊柱区的深静脉可通过椎静脉丛与椎管内、外静脉、颅内以及盆部等处的静脉相交通。

(3)神经 脊柱区的神经来自31对脊神经后支、副神经、胸背神经和肩胛背神经。

脊神经后支呈明显的节段性分布,自椎间孔处发自脊神经,绕椎骨关节突外侧行向后,至相邻椎骨横突之间分为内侧支和外侧支,进而分支支配临近的肌和皮肤。

(研究生学习) 腰神经后支从脊神经发出后,经其骨纤维孔至腰椎横突间肌内侧缘分为内侧支和外侧支。内侧支在下位椎骨上关节突根部的外侧斜向后下,经骨纤维管至椎板后面转向下行,分布于脊柱深层肌和关节突关节。外侧支在下位横突后面进入竖脊肌,然后逐渐穿胸腰筋膜浅出,斜行向下外。

(研究生学习) **骨纤维孔**又称腰神经后支骨纤维孔。该孔位于椎间孔后外方,其体表投影位于同序数腰椎棘突外侧下述两点的连线上:上位点在第1腰椎平面后正中线外侧2.3 cm,下位点在第5腰椎平面后正中线外侧3.2 cm。孔的内侧界为下位椎骨上关节突外侧缘,上外侧界为横突间韧带的内侧缘,下界为下位椎骨横突的上缘。

(研究生学习) **骨纤维管**又称腰神经后内侧支骨纤维管。该管位于腰椎乳突和副突间的骨沟内,自外上斜向内下,体表投影位于同序数腰椎棘突下外方的下述两点连线上:上位点在第1腰椎平面后正中线外侧2.1 cm,下位点在第5腰椎平面后正中线外侧约2.5 cm。其前壁为乳突副突间沟,后壁为上关节突副突韧带,上壁为乳突,下壁为副突。

临床联系

腰神经后支与腰腿痛:临床上腰神经后支的损伤较为多见,是导致腰腿痛的常见原因之一。主要原因就是腰神经后支及其分出的内侧支和外侧支在行程中,分别经过骨纤维孔、骨纤维管和胸腰筋膜裂隙。正常情况下,这些孔、管、裂隙对神经血管可起到保护作用。然而,由于骨纤维孔和骨纤维管的孔道细小,且周围结构坚韧而缺乏弹性,因此当出现骨质增生、韧带变厚等病理状态时,这些孔道将会变形、狭窄,致使其内通过的神经受到压迫,从而引起腰腿痛。

6. 脊柱区正中的软组织层次

由浅入深分别为皮肤、浅筋膜、棘上韧带、棘间韧带、黄韧带。若进行硬膜外麻醉,穿刺针依次经过上述结构即可进入硬膜外腔(隙)。若行腰椎穿刺进行诊疗,还需再向深面穿过硬脊膜,方可达蛛网膜下腔(隙)。

(二)脊柱及椎管

1. 脊柱

脊柱由7个颈椎、12个胸椎、5个腰椎、5个骶椎及3~4个尾椎,借椎间盘、关节及韧带互相连结而成,为人体的中轴骨骼。颈椎、胸椎和腰椎可以活动,故称为可动椎骨;骶椎和尾椎,在婴儿时期由韧带和软骨互相连结,随着年龄发育生长,骶椎和尾椎即分别愈合成骶骨和尾骨,不能活动,称作不动椎骨。脊柱的连结包括可动(游离)椎骨间的连结、第5腰椎与骶骨的连结、骶骨与尾骨的连结和脊柱与颅骨的连结。

可动椎骨之间的连结包括椎体间连结和椎弓间连结。椎体间连结均为直接连结,有位于相邻椎体之间的纤维软骨(即椎间盘),椎体前方宽厚、坚韧的前纵韧带,椎体后方窄薄的后纵韧带。椎弓间连结有直接连结和间接连结,直接连结有横突间韧带、椎弓间韧带(黄韧带)、棘间韧带及棘上韧带和项韧带,间接连结为椎间关节(关节突关节)。

(研究生学习) 脊柱与颅骨的连结,可使头完成屈伸、侧屈及旋转功能,包括枕骨与寰椎之间的连结以及寰椎与枢椎之间的连结。枕骨与寰椎之间的连结有寰枕前膜、寰枕后膜和寰枕关节;寰椎与枢椎之间的连结包括寰枢外侧关节(关节突关节)、寰枢正中关节(枢椎齿突与寰椎齿突凹和寰椎横韧带)和韧带(齿突间韧带、翼状韧带、寰椎十字韧带)。

2. 椎管

椎管由 24 个可动椎骨的椎孔和骶骨的骶管构成。椎管内容脊髓及其被膜、脊神经根及其周围的血管。上端经枕骨大孔与颅腔相通,下端至骶管裂孔。前壁由椎体后面、椎间盘后缘及后纵韧带构成。后壁由椎弓板和黄韧带以及关节突关节构成。两侧壁为椎弓根和椎间孔。

临床联系

椎间孔与脊神经根:椎间孔位于椎管侧壁,其上、下界分别为相邻椎骨的椎下切迹和椎上切迹,前界为椎间盘和椎体,后界为关节突关节。颈部椎间孔呈椭圆形或卵圆形,其下部有颈神经根通过,其余空隙由血管、淋巴管和脂肪组织所占据。胸椎的椎间孔呈卵圆形,第 1 ~ 12 对胸神经根穿经同序数椎骨下方的椎间孔上部,而椎间血管则通过椎间孔的下部。腰部椎间孔呈卵圆形,内侧与侧隐窝相续,分为较宽的上部和较窄的下部。上部有腰神经根、腰动脉脊髓支和椎间静脉上支通过,下部仅有椎间静脉下支通过。临床上,有时将包括椎间孔在内的脊神经根的行进通道称为椎间管或神经根管。椎间盘突出和骨质增生是压迫脊神经根的最常见原因。

(研究生学习) 各段椎管的形态和大小在横断面上不同。颈段椎管上部大而近似圆形,逐渐向下变为三角形;胸段椎管小而近似圆形;腰段椎管上部由椭圆形移行为三角形,下部椎管的外侧逐渐出现侧隐窝,故呈三叶形;骶段椎管呈扁三角形。椎管在第 4 ~ 6 胸椎处最为狭窄,颈段以第 7 颈椎、腰段以第 4 腰椎水平较小。

临床联系

侧隐窝与腰神经根:侧隐窝为椎孔两侧向外陷入部分,主要位于腰下部椎管,向外下方形成腰脊神经根通道,与椎间孔相续。其前面为椎体后缘,后面为上关节突前面与椎板和椎弓根连结处,外侧面为椎弓根的内面。内侧入口相当于上关节突前缘。侧隐窝是椎管最狭窄部分,其矢径越小,横径越大,表示侧隐窝越窄越深。侧隐窝狭窄,如腰椎间盘突出、关节突关节退行性改变、黄韧带肥厚和椎体后缘骨质增生等,可压迫腰神经根,造成腰腿痛。

参考文献

［1］崔慧先,李瑞锡. 局部解剖学［M］. 9 版. 北京:人民卫生出版社,2018.

［2］张绍祥,张雅芳. 局部解剖学［M］. 3 版. 北京:人民卫生出版社,2016.

［3］丁自海,临床解剖学丛书［M］. 2 版. 北京:人民卫生出版社,2014.

［4］MOORE K L,DALLEY A F,AGUR A M R. Clinically oriented anatomy. 8th ed. Philadel-phia:Wolters Kluwer Health/Lippincott Williams & Wlikins,2018.

［5］WINESKI L E. Snell's Clinical Anatomy by Regions［M］. 10th ed. Philadelphia：Wolters Kluwer,2019.

［6］DELLON A J. Grant's Dissector［M］. 16th ed. Philadelphia:Wolters Kluwer, 2017.

［7］STANDRING S. Gray's Anatomy［M］. 41th ed. London:Churchill Livingstone Elsevier,2016.